Aktuelle
Oto-Rhino-Laryngologie

Herausgegeben von:
W. Becker, H.-G. Boenninghaus
H. H. Naumann

Heft 10

Georg Thieme Verlag Stuttgart · New York

Radiologische Unfalldiagnostik in der HNO-Heilkunde

Kurt Walter Frey
Klaus Mees
Thomas Vogl

Geleitwort von H. H. Naumann

115 Abbildungen in 209 Einzeldarstellungen

1988
Georg Thieme Verlag Stuttgart · New York

Anschriften

Herausgeber:
Prof. Dr. *W. Becker,* em. Direktor der Universitäts-HNO-Klinik, Stationsweg 19, 5300 Bonn 1

Prof. Dr. *H.-G. Boenninghaus,* em. Direktor der Univer-sitäts-HNO-Klinik, Im Neuenheimer Feld 400, 6900 Heidelberg

Prof. Dr. *H.H. Naumann,* em. Direktor der Universitäts-HNO-Klinik, Marchioninistr. 15, 8000 München 70

Autoren
Prof. Dr. *K.W. Frey,* em. Abteilungsvorsteher an der Zentralen Röntgenabteilung der Univ.-Poliklinik der Radiologischen Poliklinik Innenstadt der Universität München, Elisabethstr. 48, 8000 München 40

Prof. Dr. *K. Mees,* Oberarzt an der Klinik und Poliklinik für HNO-Kranke, Klinikum Großhadern, Marchioninistr. 15, 8000 München 70

Dr. *Th. Vogl,* Radiologische Klinik und Poliklinik, Klinikum Großhadern, Marchioninistr. 15, 8000 München 70

CIP-Titelaufnahme der Deutschen Bibliothek

Frey, Kurt Walter:
Radiologische Unfalldiagnostik in der HNO-Heilkunde /
Kurt Walter Frey ; Klaus Mees ; Thomas Vogl. –
Stuttgart ; New York : Thieme, 1988
 (Aktuelle Oto-Rhino-Laryngologie ; H. 10)

NE: Mees, Klaus:; Vogl, Thomas:; GT

© 1988 Georg Thieme Verlag
Rüdigerstraße 14, D-7000 Stuttgart 30
Printed in Germany
Druck: Karl Grammlich, Pliezhausen

ISBN 3-13-703501-5
ISSN 0065-5570   1 2 3 4 5 6

Geleitwort

Zum Thema dieser Monographie sind schon zu früherem Zeitpunkt gute Darstellungen erschienen. In der Zwischenzeit hat die bildgebundene Diagnostik auch im Kopf- und Hals-Bereich eine lebhafte Entwicklung genommen, und neue technische Prinzipien stehen zur Verfügung. Mancher Kollege in der Praxis mag verunsichert sein und sich fragen, welche der heute verfügbaren Methoden für seine diagnostischen Fragestellungen die zweckmäßigsten sind. Eine Antwort darauf möchte ihm die vorliegende Darstellung geben, die in erster Linie für die otorhinolaryngologische Praxis verfaßt wurde. Sie ist aus einer langjährigen sehr engen und fruchtbaren Zusammenarbeit zwischen den Münchner Universitätskliniken für Radiologie und Hals-Nasen-Ohren-Heilkunde entstanden. Aus deren umfangreicher Dokumentation traumatologischer Befunde konnte beispielhaftes Bildmaterial als Grundlage für eine knappe und praxisnahe Darstellung der aktuellen „Strategie" bei der Unfalldiagnostik dieses Gebietes ausgewählt werden. Es bestätigt sich, daß konventionelle Röntgenologie und Computertomographie nicht rivalisieren, sondern sich ergänzen. Nicht nur aus ökonomischen Gründen sollte man im Einzelfall diese Methoden nicht unkritisch verwenden, sondern je nach Fragestellung gezielt einsetzen. Deshalb werden im Text ihre Indikationen, Möglichkeiten, aber auch Grenzen in Kompendiumform kritisch und bündig dargestellt. Für die rasche Information in der Praxis dürfte diese Form der Präsentation am besten geeignet sein.

H.H. Naumann

Vorwort

Die Einführung der Computertomographie in die klinische Routine hat auch in der Kopf-Hals-Traumatologie neue Akzente gesetzt.

Für den Otorhinolaryngologen bestand kein unmittelbares Bedürfnis, ein neues diagnostisches Verfahren einzuführen, zumal mit den bisherigen konventionellen Techniken diagnostische und auch therapeutische Details gut abgeklärt werden konnten. Demzufolge waren die Meinungen, was die Eignung der Computertomographie für die Routinediagnostik von Gesichtsschädelfrakturen anbelangt, vielfach unterschiedlich.

Die Erfahrungen der vergangenen Jahre haben gezeigt, daß die Computertomographie die konventionelle Röntgendiagnostik nicht ersetzen kann. Sie hat sich allerdings als ein sehr hilfreiches und komplementäres diagnostisches Verfahren, insbesondere bei begleitenden Weichteilverletzungen (Orbita, Endokranium) oder auch bei der Abklärung von lokalen Folgeerkrankungen, erwiesen.

In einem kurzen klinischen Vorspann werden in jedem Kapital die einzelnen Frakturen, ihre Symptome und ihre möglichen Komplikationen vorgestellt. Im anschließenden radiologischen Teil sind die Indikationen für die unterschiedlichen Röntgentechniken zusammengestellt, wobei zwischen der primären Basisdiagnostik und den weiterführenden diagnostischen Maßnahmen unterschieden wird. Abgerundet wird jedes Kapitel mit einem reichhaltigen, anschaulichen Bildmaterial. Eingefügt ist ferner jeweils ein Kapitel über Verletzungen der Kopfspeicheldrüsen, über das stumpfe und offene Halstrauma sowie über verschluckte und aspirierte Fremdkörper und traumatische Fremdkörperverletzungen.

Die Autoren möchten diagnostische Möglichkeiten, aber auch Grenzen älterer und neuerer Röntgenverfahren bei der Unfalldiagnostik im Kopf-Hals-Bereich aufzeigen und somit einschlägige Entscheidungshilfen bei der täglichen Indikationsstellung geben.

München, im Frühjahr 1988

K. W. Frey   *K. Mees*   *Th. Vogl*

Inhaltsverzeichnis

Frontale Kalottenfrakturen

Frontale Kalottenfrakturen sind Frakturen des Stirnbeines mit oder ohne Beteiligung der Stirnhöhlenhinterwände (Stirnhöhlenhinterwandbeteiligung, s. frontobasale Frakturen S. 5).

Das Ausmaß der Frakturen kann von einem diskreten Bruchspalt ohne Dislokation mit oder ohne Beteiligung der Stirnhöhlenvorderwand bis zur ausgedehnten Impressionsfraktur mit breiter Eröffnung der Stirnhöhle reichen (Abb. 1 u. 2).

Kardinalsymptome

- frontaler Kontusionsherd
- Riß-Platz-Wunde über der Stirnkopfregion
- tastbarer Bruchspalt bei knöcherner Dislokation

Komplikationen

- Stirnbeinosteomeyelitis
- bei Durazerreißung Abtropfen bzw. Ausfluß von Liquor aus der Nase (Rhinoliquorrhoe) und Gefahr der aufsteigenden Infektion mit drohender Meningitis bzw. Enzephalitis (Frontalhirnabszeß)
- bei traumatischer Stenosierung des Stirnhöhleninfundibulums entstehen eine Behinderung der Stirnhöhlendrainage und die Möglichkeit der Muko- bzw. Pyozelenbildung

Röntgenbasisdiagnostik (Übersichtsaufnahmen)
Schädel posterior-anterior und seitlich
NNH-Aufnahmen okzipitomental, okzipitofrontal, Gesichtsschädel seitlich eingeblendet
überkippte axiale Aufnahme nach *Welin*

Weiterführende Diagnostik
Tomographie seitlich und anterior-posterior
Computertomographie

Röntgenbasisdiagnostik

Schädelübersicht posterior-anterior und Nasennebenhöhlen-(NNH-)Aufnahme okzipitofrontal und okzipitomental (Abb. 25a)

Diese Übersichtstechniken ermöglichen die Darstellung folgender Befunde:

- senkrechte und schräge Frakturverläufe durch Stirnhöhle und Orbita mit Seitenlokalisation
- Lufteinschluß in der Orbita
- Spiegelbildung und Verschattung nach Einblutung in die Stirnhöhle
- Frakturfolgen wie Mukozelen oder Pyozelen der Stirnhöhle mit oder ohne Einbruch in die Orbita

Seitliche Schädelübersicht und eingeblendete seitliche Gesichtsschädelaufnahme (Abb. 24a)

Mit dieser Technik können dargestellt werden:
- isolierte Frakturen der *Vorderwand* der Stirnhöhle
- Impressionsfrakturen
- Frakturen der *Hinterwand* der Stirnhöhle

Überkippte axiale Aufnahme nach Welin

Die Aufnahme nach *Welin* ermöglicht eine Differenzierung von Impressionsfrakturen der *Vorderwand* der Stirnhöhle sowie der *Hinter*wandfrakturen der Stirnhöhle (*Bönninghaus* 1960, 1974).

Als vorteilhaft erweist sich die genaue Seitenlokalisation; von Nachteil ist die schwierige Einstellung bei Frischverletzten.

Bei Verwendung von Übersichtsaufnahmen werden 35–40% der frontalen Kalottenfraktur übersehen (*Hybels* u. *Weimert* 1976, *Schuster* u. Mitarb. 1975). Deshalb ist bei negativem und fraglichem Übersichtsbild die Tomographie (seitlich und anterior-posterior) in Schichtabständen von 5 mm erforderlich (*Whited* 1979).

Weiterführende Diagnostik

Seitliche Tomographie (Abb. 3, 4, u. 24b):

In den folgenden Punkten erweist sich die seitliche Tomographie als vorteilhaft:
- höhere Treffsicherheit als Übersichtsaufnahmen
- bessere Seitenlokalisation der Fraktur

- klare Unterscheidbarkeit von Vorder- und Hinterwandfrakturen der Stirnhöhle
- gute Lokalisation von Knochenfragmenten bei Impressionsfrakturen
- gute Darstellung von Frakturfolgen, z. B. Muko- oder Pyozele der Stirnhöhle mit oder ohne Einbruch in die Orbita

Tomographie anterior-posterior (Abb. 5 u. 23)

Die Tomographie in a.-p. Technik erweist sich als vorteilhaft für eine genaue *Seitenlokalisation* von Frakturen. Kleinere Lufteinschlüsse in der Orbita können ebenso wie lokale Weichteilveränderungen gut erkannt werden. Ein Einbruch von Muko- oder Pyozelen der Stirnhöhle in die Orbita ist im a.-p. Tomogramm besser nachweisbar als im seitlichen Tomogramm (Abb. 20).

Computertomographie (Abb. 11b)

Die Computertomographie in axialer und frontaler Schichtführung ermöglicht eine gute Darstellung folgender Befunde (*Clausen* u. Mitarb. 1978, *Mödder* u. Mitarb. 1979):

- Horizontale Frakturverläufe können oft mit einer Schichtebene dargestellt werden.
- Die Dislokation von Knochenfragmenten kann räumlich besser erfaßt werden.
- Weichteilveränderungen wie Hämatom, Lufteinschluß und Abszeß sind sehr gut nachweisbar.
- Endokranielle Komplikationen wie epidurales oder subdurales Hämatom, Hirnkontusion, Hirnblutung, Hirnabszeß sind nur computertomographisch darstellbar.

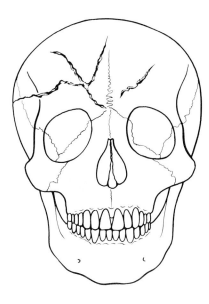

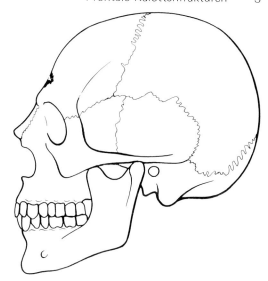

Abb. 1

Abb. 2

Abb. 1, 2   Frontale Kalottenfrakturen

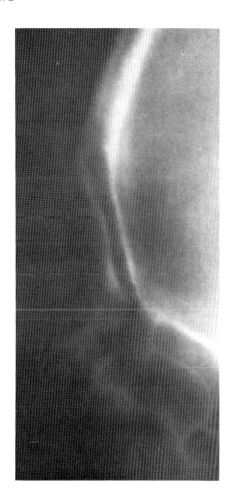

Abb. 3   (27 ♂) seitliches Tomogramm. Impression der Vorderwand der Stirnhöhle (3 cm) mit basaler Stufe am Ductus
nasofrontalis

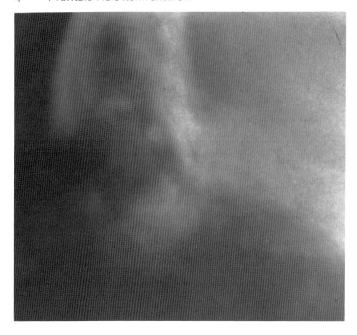

Abb. 4 (33 ♂) seitliches Tomogramm. 1,5 cm große Impression
der Vorderwand der Stirnhöhle
basal mit Dislokation der Fragmente
in die Stirnhöhle

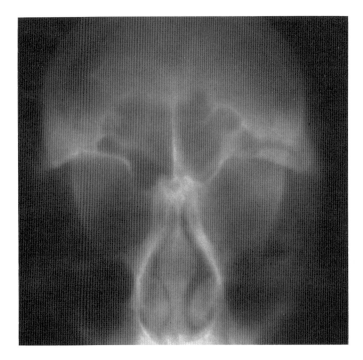

Abb. 5 (24 ♂) a.-p. Tomogramm.
Vorderwandfraktur der Stirnhöhle
links mit breiter Absprengung des
Orbitadaches lateralwärts. Lufteintritt in die Orbita

Frontobasale Frakturen

Frontobasale Frakturen sind Frakturen der frontalen Schädelbasis bzw. des Bodens der vorderen Schädelgrube (Stirnbein, Siebbeindach einschließlich Lamina cribrosa, kleiner Keilbeinflügel) (Abb. 6).

Durarisse führen zu einer direkten Kommunikation zwischen Endokranium und den angrenzenden Nasennebenhöhlen (Stirnhöhle, Siebbeinzellen, Keilbeinhöhle) und stellen offene Hirnverletzungen dar. Laterale Frakturverläufe (Orbitadach) sind in der Regel gedeckte Hirnverletzungen (Orbitafett, Augenmuskeln). Charakteristischerweise verlaufen die Frakturlinien in sagittaler Richtung durch Stirnhöhlenhinterwand, Siebbeindach und Lamina cribrosa sowie Keilbeinhöhle, aber auch transversale Frakturverläufe mit Eröffnung der Orbita sind möglich. Häufig bestehen zusätzlich frontale bzw. frontotemporale Kalottenfrakturen.

Kardinalsymptome

- Rhinoliquorrhoe, in Ruhe oder bei Provokation (z. B. Husten, Bücken)
- Pneumenzephalon
- Lufteintritt in die Orbita
- Hautemphysem, zunächst im Bereich der Weichteilkontusion, später auf die Nachbarschaft übergreifend (Lider!)
- Hirnprolaps, entweder nach außen bei offener Hirnverletzung oder in Stirnhöhle, Siebbein und/oder Keilbeinhöhle
- Protrusio bulbi mit Doppelbildsehen
- Anosmie infolge Abriß der Riechfäden

- Beteiligung weiterer Hirnnerven (II, III, IV, V, VI)

Komplikationen

- lebensbedrohliche extra- bzw. endokranielle Blutung
- Epi- und/oder subdurales Hämatom
- Optikuskompression durch retrobulbäres Hämatom und/oder dislozierte Knochenfragmente mit Erblindungsgefahr
- rhinogene Meningitis
- rhinogener Frontalhirnabszeß (relativ symptomarm!)
- Stirnbeinosteomyelitis
- Stirnhöhlen-Siebbein-Mukozele und/oder -Pyozele

Röntgenbasisdiagnostik
Schädel posterior-anterior und seitlich
Gesichtsschädel seitlich eingeblendet
Nasennebenhöhlen okzipitomental, okzipitofrontal Abb. 111, 112
Überkippte axiale Aufnahme nach *Welin*
Aufnahme nach *Rhese* Abb. 113

Weiterführende Diagnostik
Tomographie seitlich und anterior-posterior
Computertomographie

Nachstehend werden die diagnostischen Besonderheiten der unterschiedlichen Frontobasisbezirke (Stirnhöhlen-Hinterwand, Siebbeindach, Keilbeinhöhlendach und -Seitenwände, Orbitadach) dargestellt.

Stirnhöhlen-Hinterwandfraktur

Röntgenbasisdiagnostik

Zur Beurteilung der Stirnhöhlen-Hinterwand eignet sich die seitliche Gesichtsschädelaufnahme am besten. Stirnhöhlen-Hinterwandfrakturen werden jedoch bei diesen Übersichtsaufnahmen aufgrund der dünnen Knochenwand

bis zu 50% übersehen (*Kleinfeldt* u. *Rother* 1977, *Kotscher* u. Mitarb. 1977). Deshalb ist bei klinischem Verdacht und bei negativem oder fraglichem Übersichtsbild die seitliche Tomographie in Schichtabständen von 5 mm indiziert.

Weiterführende Diagnostik

Tomographie seitlich (Abb. 7)

Eine stufige Versetzung und Dislokation wird in der seitlichen Tomographie überlagerungsfrei und seitenlokalisiert erkennbar. Der Nachweis freier intrakranieller Luft beweist eine Verletzung der Nasennebenhöhlen.

Tomographie anterior-posterior (Abb. 8)

Mit der a.-p. Tomographie kann der seitenbezogene Frakturverlauf in Stirnhöhle und Orbita dargestellt werden. Eine Unterscheidung zwischen Vorder- und Hinterwandfrakturen der Stirnhöhle ist jedoch nicht möglich.

Computertomographie (Abb. 11b)

Bei entsprechend dünner Schichtwahl können in axialer Technik Stirnhöhlen-Hinterwandfrakturen mit großer Sicherheit diagnostiziert werden. Beweisend für eine Verletzung der Nasennebenhöhlen sind das Pneumenzephalon und der Lufteintritt in die Orbita.

Frakturen des Siebbeindaches und der Lamina cribrosa

Röntgenbasisdiagnostik

Übersichtsaufnahmen sind ungeeignet zum direkten Frakturnachweis. Eine Ausnahme stellen ausgedehnte Trümmerfrakturen der Frontobasis dar. Indirekte Hinweise auf Frakturstellen sind folgende Befunde:

- einseitige Verschattung der Siebbeinzellen
- intrakranieller Lufteinschluß

Weiterführende Diagnostik

Tomographie seitlich und anterior-posterior

Siebbeindach (Abb. 10, 22, 25a u. b):
1–2 mm lange Frakturstufen sind im Bereich des Siebbeindaches bei Schichtabständen von 2 mm grenzwertig nachweisbar (*Schuster* u. Mitarb. 1975, *Kotscher* u. Mitarb. 1977). Frakturstufen ab 3 mm sind dagegen gut erfaßbar.

Lamina cribrosa (Abb. 9)
1–2 mm große Frakturen sind meist nicht darstellbar, da anatomische „Lücken" der Lamina cribrosa ein ähnliches röntgenologisches Erscheinungsbild aufweisen (*Reisner* u. *Gosepath* 1973). Frakturspalten ab 3 mm Länge sind in der Regel gut diagnostizierbar (Abb. 9).

Indirekte Hinweise auf Frakturen des Siebbeindaches und der Lamina cribrosa sind folgende Befunde:

- einseitige Verschattung der Siebbeinzellen in der a.-p. Tomographie
- intrakranieller Lufteinschluß

Computertomographie (Abb. 11, 12 u. 25c)

Die Computertomographie ermöglicht eine gute Darstellung von Frakturen und Weichteilveränderungen, bedingt durch Ödem, Hämatom, Liquor und Hirngewebe in den schädelbasisnahen Nebenhöhlenbezirken (*Rettinger* u. *Kalender* 1981, *Mees* u. *Hübsch* 1985). Zusätzlich sind kleinste intrakranielle Lufteinschlüsse (ab $2–3 \text{ cm}^3$) darstellbar (*Osborn* u. Mitarb. 1978).

Frakturen des Daches und der Seitenwände der Keilbeinhöhle

Röntgenbasisdiagnostik

Übersichtsaufnahmen sind meist ungeeignet zum direkten Frakturnachweis. Indirekte Hinweise auf Frakturen stellen folgende Befunde dar:

- Verschattung der Keilbeinhöhle
- intrakranieller Lufteinschluß

Weiterführende Diagnostik

Tomographie anterior-posterior und seitlich

Dach der Keilbeinhöhle (Abb. 13)
Da hier eine durchgehend glatte, kompakte Knochenwand vorliegt, sind selbst kleine Frakturstufen von 1–2 mm gut nachweisbar (*Schendel* u. *Strohm* 1981).

Seitenwand der Keilbeinhöhle

Frakturstufen und Dislokationen sind in der a.-p. Tomographie erfaßbar; in der seitlichen Tomographie dagegen können die Frakturstufen nicht direkt abgebildet werden. Die Dislokalisation von Knochenfragmenten in die Keilbeinhöhle wird jedoch in beiden Abbildungsebenen gut sichtbar.

Computertomographie (Abb. 14 u. 15)

Mit der Computertomographie können Frakturlinien im Bereich der Keilbeinhöhlen-Seitenwand in axialer Schichtführung und Frakturen des Keilbeinhöhlen-Daches in frontaler Schichtführung gut dargestellt werden.

Laterale Frontobasisfrakturen (Orbitadach)

Röntgenbasisdiagnostik

Der Frakturverlauf wird im ventralen Drittel im Verlauf des Orbitarahmens in der Mehrzahl der Fälle bereits in den Übersichtsaufnahmen klar sichtbar. Besonders geeignete Spezialeinstellungen sind die Orbitavergleichsaufnahme posterior-anterior (Abb. 25a) und die Aufnahme nach *Rhese*. Frakturen im mittleren und dorsalen Drittel des Orbitadaches ohne Dislokation werden wegen des schrägen Wandverlaufes und des sehr dünnen Knochens auf den Übersichtsaufnahmen nicht erfaßt.

Weiterführende Diagnostik

Tomographie anterior-posterior und seitlich (Abb. 36b u. 39b)

Gut darstellbar mit der a.-p. und seitlichen Tomographie sind folgende Befunde:

• Frakturen des Canalis supraorbitalis (Abb. 5)
• Dislokation von Knochenfragmenten in die Orbita (Abb. 41b)
• freie Luftansammlung in der Orbita (Abb. 5 u. 8)

Frakturen im mittleren und dorsalen Drittel des an dieser Stelle dünnen Orbitadaches ohne Fragmentdislokation sind auch mit der Tomographie oft nicht nachweisbar.

Computertomographie (Abb. 25c)

Frakturen des Orbitadaches, in die Weichteile der Orbita dislozierte Knochenfragmente, Fremdkörper, freie Luftansammlungen intraorbital und intrazerebral sowie Weichteilveränderungen können sehr gut dargestellt werden. Frakturen des mittleren und dorsalen Orbitadaches ohne Dislokation entziehen sich häufig auch dem computertomographischen Bild bei axialer Schichtführung.

Im nachfolgenden werden die Indikationen zur Computertomographie sowie die charakteristischen Befunde, getrennt nach den verschiedenen Komplikationen, die im Zusammenhang mit Schädelbasisfrakturen auftreten können, aufgeführt:

1. Endokranielle Hämatome
a) Epidurales Hämatom (Abb. 16): Das traumatologisch verursachte epidurale Hämatom ist meist temporoparietal, selten frontal, okzipital oder infratentoriell lokalisiert. Computertomographisch werden direkte und indirekte Zeichen der epiduralen Blutung unterschieden:

direkte Zeichen: bikonvexer Bezirk mit homogen erhöhter Dichte (hyperdens), scharf begrenzt und meist kalottennah gelegen
indirekte Zeichen: Mittellinienverlagerung Ventrikelkompression Einklemmung des Hirnstammes Ödem

b) Subdurales Hämatom (Abb. 17): Diese Blutungsform ist meist parietal, im Interhemisphärenspalt oder Tentorium lokalisiert; die frontale Lokalisation tritt wesentlich seltener auf. Korrelierend zum epiduralen Hämatom werden auch beim subduralen Hämatom direkte und indirekte Zeichen unterschieden:

direkte Zeichen: sichelförmiger Bezirk erhöhter Dichte
indirekte Zeichen: Mittellinienverlagerung Ventrikelkompression Einklemmung des Hirnstammes Ödem

b) Intrazerebrales Hämatom, Kontusion: Das intrazerebrale Hämatom zeigt computertomographisch ein uneinheitliches Bild. Charakteristische Hinweise sind jedoch Zonen erhöhter Dichte mit Ödembildung und punktförmigen Blutungen.

2. Hirnödem

Charakteristischerweise findet sich beim Hirnödem eine Volumenvermehrung der zerebralen Strukturen mit Kompression des Ventrikelsystems. Zeichen einer intrakraniellen Blutung fehlen.

3. Karotis-Kavernosus-Fistel

Zur Diagnostik der Karotis-Kavernosus-Fistel ist eine selektive Karotisangiographie erforderlich. Zumeist läßt sich ein Kurzschluß zwischen dem intrakavernösen Segment der A. carotis interna und dem Sinus cavernosus nachweisen (*Zanella* u. Mitarb. 1985).

Ein typisches Zeichen der Karotis-Kavernosus-Fistel im Computertomogramm ist neben einem Exophthalmus die Dichtezunahme im Sinus cavernosus nach intravenöser Kontrastmittelgabe. Fast beweisend ist die Dilatation der V. ophthalmica superior über 3,5 mm Durchmesser, darstellbar nach Kontrastmittelgabe.

4. Entzündliche Komplikationen

a) Hirnabszeß (Abb. 18 u. 94): Ätiologisch kommt eine Verletzung frontal (rhinogener Frontalhirnabszeß) und temporal in Frage. Charakteristische Zeichen der Computertomographie sind folgende Befunde:

- rundliches Areal verminderter Dichte mit fingerförmigem Ödem

- nach Kontrastmittelgabe ringförmige Kontrastmittelaufnahme, der Abszeßkapsel entsprechend
- Zeichen der intrazerebralen Raumforderung
- bei gasbildenden Erregern Nachweis von Luft innerhalb der Raumforderung möglich

b) Empyem: Zeichen in der Computertomographie:

- je nach Lokalisation Befunde eines epiduralen oder subduralen Empyems, linsenförmige Zone verminderter Dichte
- nach Kontrastmittelgabe Dichtezunahme der Kapsel und der abgedrängten Dura
- nur geringe Zeichen des Ödems und der Massenverschiebung

c) Mukozele – Pyozele (Abb. 21): Stirnhöhle und Siebbeinzellen sind am häufigsten betroffen, seltener die Keilbeinhöhle. Folgende Befunde sind charakteristisch:

- typische homogene Nebenhöhlenverschattung mit bogenförmiger Aufweitung und Ausdünnung knöcherner Begrenzungen
- die Dichte entspricht computertomographisch eiweißreicher Flüssigkeit, Ausbreitung in Orbita, Nasen- und/oder Kieferhöhle, seltener in Keilbeinhöhle und Epipharynx

d) Stirnbeinosteomyelitis (Abb. 19): Die Stirnbeinosteomyelitis ist im computertomographischen Bild gekennzeichnet durch:

- Inhomogenität des Knochens mit umschriebener Demineralisierung und Knochenneubildung
- Begleitödem der benachbarten Weichteile

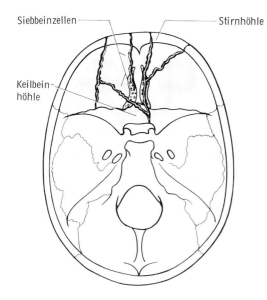

Siebbeinzellen — — Stirnhöhle

Keilbein-
höhle

Abb. 6 Frontobasale Frakturverläufe

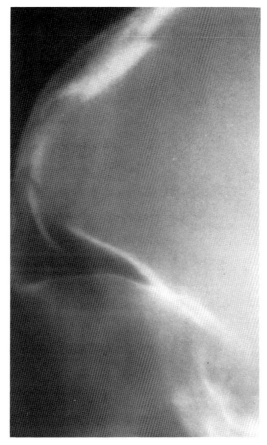

Abb. 7 (29 ♂) seitliches Tomogramm. Impressionsfrakturen der Vorder- und Hinterwand von Stirnbein
und Stirnhöhle nach Schlagverletzung mit Dislokation
eines 2,5 cm langen Fragments in die Stirnhöhle
(Liquorrhoe)

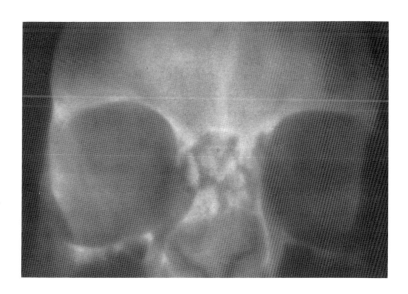

Abb. 8 (43 ♂) a.-p.
Tomogramm. Ausgeprägte
Trümmerfraktur des Sieb-
beins (Glabellaimpressions-
fraktur) mit Fraktur der
medialen Orbitawand
rechts und Lufteintritt in
die Orbita. (Abriß des
Ductus nasolacrimalis
rechts)

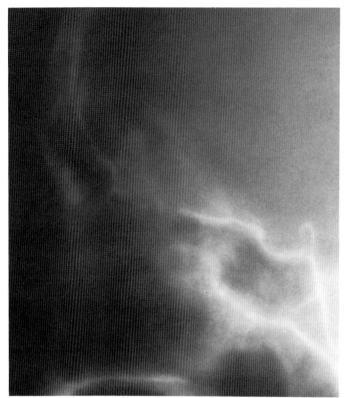

Abb. 9   (33 ♀) seitliches Tomogramm
durch die Mediane. Breite Stufe in der
Lamina cribrosa bei frontobasaler
Fraktur nach Sturz vom 1. Stock
(Liquorrhoe)

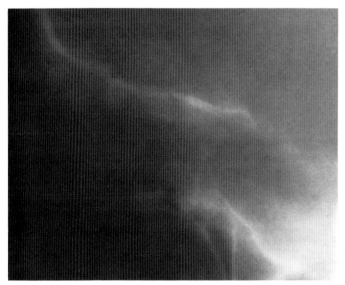

Abb. 10   (31 ♂) seitliches Tomo-
gramm. 3 mm große, scharf begrenzte
Stufe der vorderen Schädelbasis im
Siebbeindach bei frontobasaler Fraktur

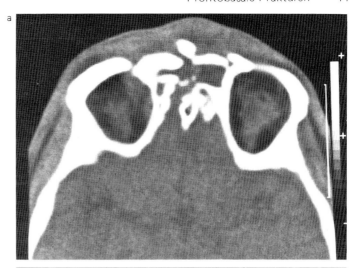

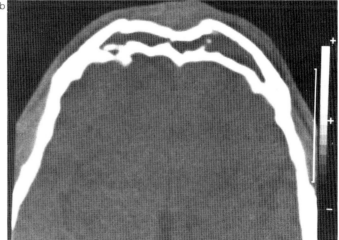

Abb. 11 a u. b (34 ♂) axiales CT.
a) Trümmerfraktur des Siebbeins
   und des Nasenbeins.
b) Frakturen der Stinhöhlen-Vor-
   der- und -Hinterwand

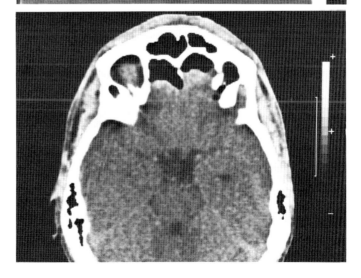

Abb. 12 (21 ♂) axiales CT. Ausgeprägte Luftansammlung sub-
dural beidseits nach Fraktur der
Stirnhöhlen-Hinterwand beiderseits

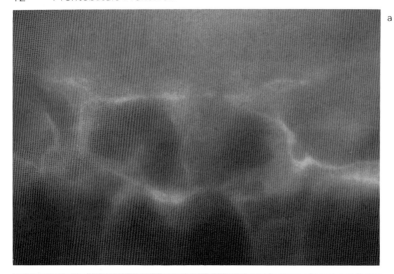

a

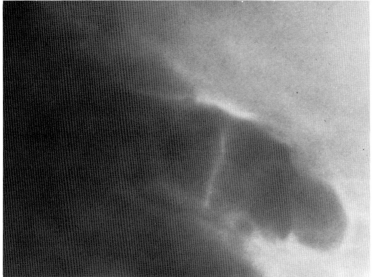

b

Abb. 13 a u. b   (23 ♂) a) a.-p. und b) seitliches Tomogramm. Frakturen des Keilbeinhöhlen-Daches (a) und des Planum sphenoidale (b). Weichteilverschattung der Keilbeinhöhle linksseitig (a)

a

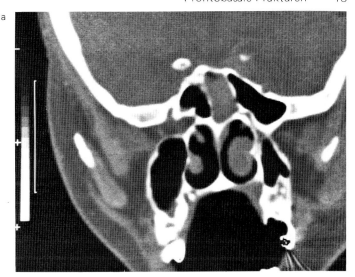

b

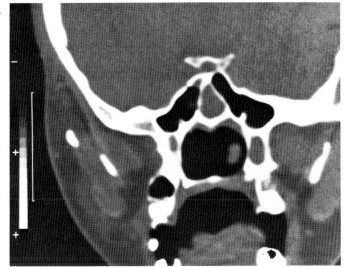

Abb. 14 a u. b (42 ♀) frontales CT mit Schichtabstand von 8 mm.
Nach frontobasalem Trauma Fraktur des Keilbeindaches rechts para-
median (keine Liquorrohe). Partielle Verschattung des gekammerten
Sinus sphenoidalis in den medialen Abschnitten

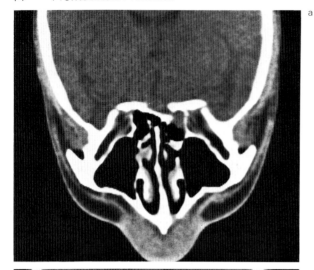

a

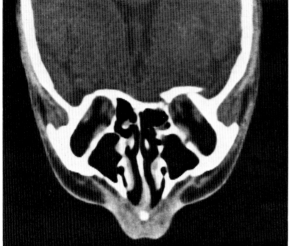

b

Abb. 15 a u. b (56 ♂) frontales
CT. Fraktur des Keilbeinhöhlen-
Daches und der lateralen Wand
der Keilbeinhöhle links mit
weichteildichter Verschattung
im Sinus sphenoidalis

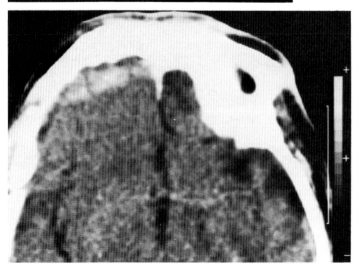

Abb. 16 (33 ♂) axiales CT.
Epidurales Hämatom rechts frontal
nach Fraktur der Frontobasis als
hyperdense Zone entlang der
Stirnhöhlen-Hinterwand

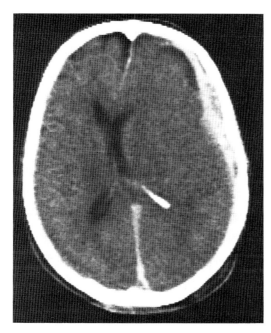

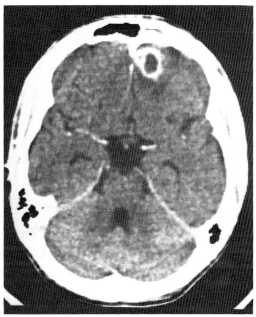

Abb. 17 (70 ♀) axiales CT. Subdurales Hämatom links temporal nach Fraktur der Squama temporalis als primär hyperdense Zone mit Massenverschiebung und Verlagerung der Seitenventrikel nach rechts

Abb. 18 (40 ♀) axiales CT. Frontaler Hirnabszeß nach Fraktur der Stirnhöhlen-Hinterwand als ringförmige, kontrastmittelanreichernde hyperdense Zone (Abszeßmembran)

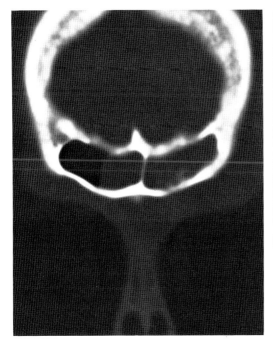

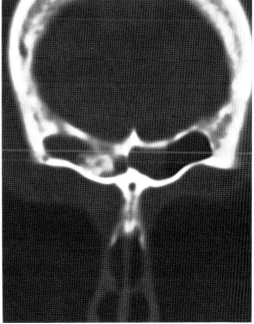

Abb. 19 a u. b (22 ♂) frontales CT. Frakturfolge: Osteomyelitis des rechten Stirnbeines nach Stirnhöhlen-Impressionsfraktur vor 6 Monaten. Wolkige Auftreibung des Os frontale rechts

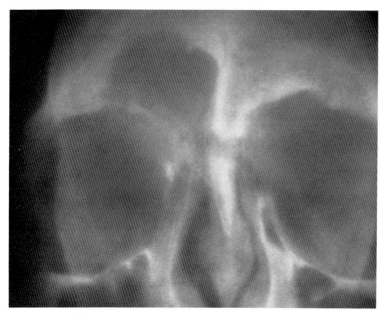

Abb. 20   (24 ♂) a.p-. Tomogramm. Frakturfolge: 8 Jahre nach posttraumatischer Stenosierung des Stirnhöhlen-Ausführungsganges Entwicklung einer
Stirnhöhlenmukozele rechts. Zustand nach Stirnhöhlenoperation links

Abb. 21 a—c   siehe rechte Seite

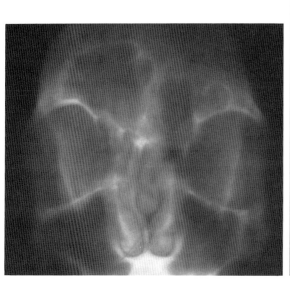
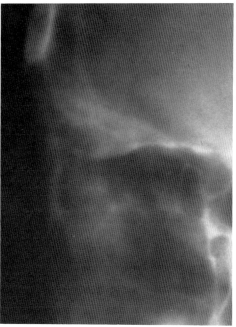

Abb. 22 a u. b   (21 ♂) a) a.-p. und b) seitliches Tomogramm. Frakturfolge: traumatische Meningoenzephalozele
14 Jahre nach Frontobasisfraktur. 5 cm breite Unterbrechung der knöchernen Frontobasis (b) mit Absenkung in
das Os ethmoidale links (a)

a

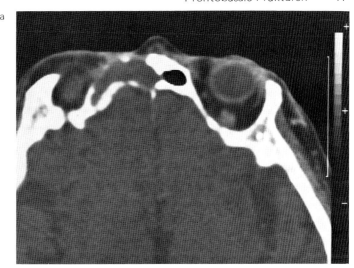

b

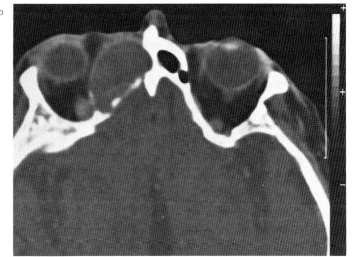

c

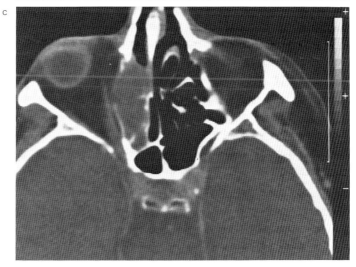

Abb. 21 a—c (58 ♂) axiale CT.
Frakturfolge: Stirnhöhlen-Siebbein-Mukozele rechts nach Frontobasis fraktur. Ausgedehnte weichteildichte Raumforderung in Stirnhöhle (a) und Siebbein (b u. c).
Arrosion des knöchernen Nasenseptums (c) und Destruktion der
kaudalen Lamina papyracea (c).
Arrosion der Stirnhöhlen-Vorderwand (a). Verdrängung des Bulbus (b) nach ventral und lateral
(Exophthalmus)

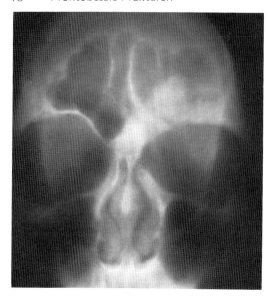

Abb. 23   (19 ♂) a.-p. Tomogramm. Frakturfolge:
Osteom der linken Stirnhöhle 1 Jahr nach Fraktur
des Orbitadaches und Stirnbeines links. 2 cm großes
Osteom an der Basis der Stirnhöhle links und zusätzlich 1 cm breite Verdickung des Orbitadaches in
ganzer Ausdehnung mit noch erkennbarem Frakturspalt (Margo supraorbitalis)

a
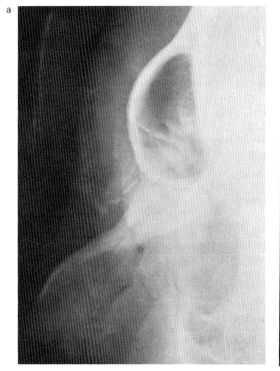

b
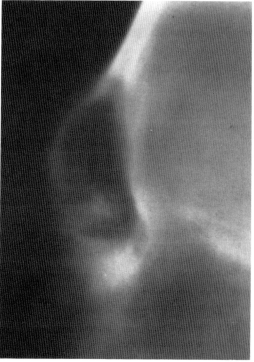

Abb. 24 a u. b   (48 ♂) seitlicher Gesichtsschädel und seitliches Tomogramm. Fremdkörper (mehrere Glassplitter)
in der Stirnhöhle (a) nach Fraktur der Stirnhöhlen-Vorderwand (b)

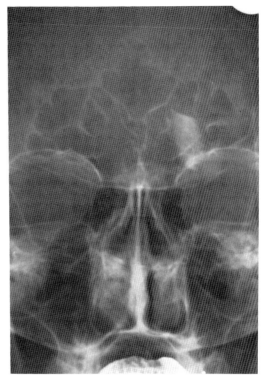

Abb. 25 a–c   (32 ♂) a) Schädel p.-a. b) axiales und
c) frontales CT. Vor 3 Monaten Verkehrsunfall.
Penetrierender glasdichter Fremdkörper durch das
mediale Orbitadach links nach intrazerebral (c)

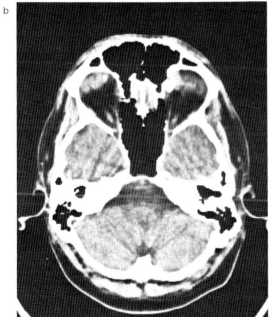

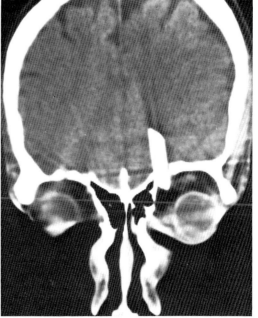

Isolierte Mittelgesichtsfrakturen

Die Verletzung des Mittelgesichtes, insbesondere im Gefolge von Verkehrsunfällen, führt häufig zu Kombinationsbrüchen. Nachstehend werden die Frakturen der unterschiedlichen Mittelgesichtsregionen systematisch dargestellt.

Orbitawandfrakturen und -randfrakturen

Die Orbitawände sind unterschiedlich dick. Relativ dünnwandig sind der Orbitaboden und die mediale Lamina papyracea. Die Fraktur des Orbitabodens stellt die häufigste Orbitawandfraktur dar; sie führt zur Kommunikation zwischen Orbitahöhle und Kieferhöhle. Die umschriebene Gewalteinwirkung auf den Bulbus (Faustschlag, Tennisball) führt zu einer Ausweichbewegung des Augapfels in Richtung Kieferhöhle mit Fraktur des Orbitabodens (Blow out).

Am zweithäufigsten ist die mediale Lamina papyracea betroffen; hierbei entsteht eine Verbindung zwischen dem Siebbeinzellsystem und der Orbita. Frakturen der seitlichen Orbitawand sind infolge der geschützten Lage (Jochbein, M. temporalis) selten. Orbitadachfrakturen s. frontobasale Frakturen, S. 7.

Kardinalsymptome (Orbitawandfrakturen)

- Enophthalmus durch Weichteilprolaps in die Kieferhöhle
- Parästhesie der Wangen- und Oberlippenregion infolge einer Läsion des N. infraorbitalis (N V_2), in selteneren Fällen auch Parästhesie der Stirnregion nach Schädigung des N. supraorbitalis (N V_1)
- eingeschränkte Motilität des Bulbus oculi
- Doppelbildsehen nach Einklemmung des M. rectus inferior und/oder M. obliquus inferior
- Lufteintritt in die Orbita
- Lidemphysem

Komplikationen (Orbitawandfrakturen)

- retrobulbäres Hämatom mit Erblindungsgefahr
- sinugene Orbitalphlegmone durch aufsteigende Infektion aus der Kieferhöhle und/oder dem Siebbeinzellsystem

Bei den Orbitarandfrakturen muß unterschieden werden zwischen der Sprengung der Knochennähte (präformierte Bruchlinien):

- Sutura frontozygomatica
- Sutura zygomaticomaxillaris

und den eigentlichen Frakturen der den Orbitarand begrenzenden Knochen (Abb. 1):

- Stirnbein
- Jochbein
- Maxilla

Kardinalsymptome (Orbitarandfrakturen)

- Orbitarandstufe nach Sprengung von Knochennähten oder Dislokation von Bruchfragmenten
- Parästhesien des N. supraorbitalis (N V_1) und/oder des N. infraorbitalis (N V_2)

Komplikationen (Orbitarandfrakturen)

- verstrichenes knöchernes Relief und Stufenbildung des Orbitarandes nach Abheilung in Fehlstellung
- neuralgiforme Beschwerden im Versorgungsgebiet des N. infraorbitalis und/oder des N. supraorbitalis

Orbitabodenfrakturen

Röntgenbasisdiagnostik
   Orbitavergleichsaufnahme posterior-anterior
   (sog. „Brillenaufnahme")
   Nasennebenhöhlen-Aufnahme okzipito-
   mental
   seitliche Aufnahme des Gesichtsschädels
Weiterführende Diagnostik
   Tomographie anterior-posterior und seitlich
   Computertomographie

Röntgenbasisdiagnostik

*Orbitavergleichsaufnahme posterior-anterior und
Nasennebenhöhlen-Aufnahme okzipitomental
(Abb. 26a u. 32)*

Am besten wird die Orbitabodenfraktur mit der
Orbitavergleichsaufnahme dargestellt. Das typische Zeichen ist eine polsterförmige weichteildichte Absenkung am Orbitaboden im Vergleich
zur gesunden Seite. Eine sichere Diagnose ist
aber nur möglich, wenn streifige, knochendichte
Begrenzungen am Unterrand der konvexen
Absenkung nachweisbar sind. Anstonsten besteht eine Täuschungsmöglichkeit durch subperiostale, submuköse oder intramuköse Blutungen
(*Emery* u. *Noorden* 1979). Mit gleicher Treffsicherheit kann die Orbitabodenfraktur auch
mit der Nasennebenhöhlen-Aufnahme okzipitomental gesehen werden. Die seitliche Aufnahme
des Gesichtsschädels ist von untergeordneter
Bedeutung, da die Fraktur häufig nicht sichtbar
wird; zudem ist eine Seitenlokalisation nicht
möglich.

Weiterführende Diagnostik

*Tomographie seitlich und anterior-posterior
(Abb. 26b u. c, 27, 28 u. 31)*

Die Tomographie ist indiziert bei klinischem
Verdacht und negativem oder fraglichem Übersichtsbild. Eine sichere Diagnose ist möglich bei
Nachweis einer Knochenlücke und eines knochen-
dichten Streifens am Unterrand der wannenförmigen Absenkung des Orbitabodens. Ähnlich
wie bei der Übersichtstechnik besteht auch hier
die Fehlermöglichkeit durch eine lokale Weichteilschwellung (subperiostale, submuköse oder
intramuköse Blutung). Zusammenfassend gilt,
daß die Tomographie bei Orbitabodenfrakturen

eine wesentlich höhere Treffsicherheit als die
Übersichtstechnik aufweist (*Biedermann* u.
Winiker-Blank 1975).

Computertomographie (Abb. 29)

Die computertomographische Darstellung begleitender Weichteilverletzungen der Orbita sollte
in zwei Abbildungsebenen erfolgen, axial in
paralleler Orientierung zum M. rectus inferior
sowie in frontaler Schichtorientierung. (*Todnor*
u. *New* 1978). Diese Technik ermöglicht eine
gute Darstellung von verlagerten orbitalen Weich-
teilen in Kieferhöhle, Retromaxillarraum und
Nasenhaupthöhle (posttraumatischer Enophthalmus).

Mediale und laterale Orbitawand

Röntgenbasisdiagnostik
   Orbitavergleichsaufnahme posterior-anterior
   Nasennebenhöhlen-Aufnahme okzipitofron-
   tal, okzipitomental
Weiterführende Diagnostik
   Tomographie anterior-posterior
   Computertomographie

Röntgenbasisdiagnostik

*Orbitavergleichsaufnahme posterior-anterior und
Nasennebenhöhlen-Aufnahmen*

Laterale Orbitawand
Frakturen des Orbitarahmens sind im ventralen
Anteil gut sichtbar. Im mittleren und dorsalen
Drittel sind Frakturen der „Linea innominata"
oft nicht diagnostizierbar.

Mediale Orbitawand (Abb. 34a)
In der Übersichtstechnik sind Frakturen der
Lamina papyracea ohne Dislokation nicht nach-
weisbar. Indirekte Hinweise auf eine Fraktur sind
eine Verschattung der Siebbeinzellen durch ein
Hämatom sowie ein Lufteinschluß in die Orbita.

Weiterführende Diagnostik

Tomographie anterior-posterior

Laterale Orbitawand (Abb. 36a)
Frakturen des lateralen Orbitarahmens und der
„Linea innominata" sind gut darstellbar.

Mediale Orbitawand (Abb. 34b, 51)
Frakturen mit einem Frakturspalt von 1–2 mm

in der Lamina papyracea sind meist auch tomographisch nicht zu erfassen. Erst ab einer Größe von 3 mm ist ein Spalt oder eine Stufe tomographisch erkennbar. Von wesentlicher Bedeutung ist die Lokalisation von Knochenfragmenten und Fremdkörpern (Abb. 41 u. 42) und Lufteinschlüssen (Abb. 34) in der Orbita.

Computertomographie

Die Computertomographie ist der konventionellen Tomographie überlegen bei der Darstellung folgender Befunde:

- dislozierte Frakturen (Abb. 33)
- Frakturen der Lamina papyracea ab 3 mm Größe (Abb. 35)
- kleinste intraorbitale Luftansammlungen (Abb. 30)
- extrabulbäre und subperiostale Hämatome
- intraorbitale Fremdkörper (Abb. 25c)
- traumatische Bulbusläsionen wie intrabulbäres Hämatom, Bulbushypotonie, Bulbusdeviation, Netzhautablösung (Abb. 38 u. 40)

Orbitaspitze (Canalis opticus)

Röntgenbasisdiagnostik
    Orbitavergleichsaufnahme posterior-anterior
    Aufnahme nach *Rhese*
Weiterführende Diagnostik
    Tomographie anterior-posterior und seitlich
    und/oder in *Rhese*-Projektion
    Computertomographie

Röntgenbasisdiagnostik

Frakturen im dorsalen Abschnitt des Canalis opticus sind wegen der dünnen Knochenwand im Übersichtsbild nicht erkennbar. Frakturen im ventralen Abschnitt ohne wesentliche Dislokation können trotz des kompakten Knochenkanales in diesem Abschnitt nur selten im Übersichtsbild dargestellt werden. Die beste Darstellung ermöglicht in diesen Fällen die Aufnahme nach *Rhese*. Ausgedehnte Trümmerfrakturen können hingegen mit der Übersichtstechnik gut sichtbar gemacht werden.

Weiterführende Diagnostik

Tomographie anterior-posterior und seitlich und/oder in Rhese-Projektion (Abb. 36c)

Da die Mehrzahl der Frakturen des Canalis opticus auf Übersichtsaufnahmen nicht zu diagnostizieren ist, ist in diesen Fällen die Tomographie zur weiteren Abklärung erforderlich (*Griffin* u. Mitarb. 1979, *Lloyd* 1975, *Valvassori* u. Mitarb. 1982).

Nach unseren Erfahrungen hat sich die Projektion nach *Rhese* am besten bewährt; Frakturen im dünnen dorsalen Abschnitt des Canalis opticus konnten wir jedoch auch tomographisch nicht darstellen.

Computertomographie (Abb. 37)

Die Computertomographie ist der konventionellen Tomographie überlegen bei der Darstellung des Frakturverlaufes und der Beurteilung der Dislokation von Knochenfragmenten (*Griffin* u. Mitarb. 1979). Als vorteilhaft erweist sich der Nachweis von Weichteilveränderungen wie Sehnerven-Abriß, Optikusscheidenhämatom und subperiostalen Hämatomen.

Jochbein- und Jochbogenfrakturen

Das Jochbein ist der profilgebende Knochen des seitlichen Mittelgesichtes. Er steht in Verbindung mit:

- dem Jochbogen des Schläfenbeines (Sutura temporozygomatica)
- der Maxilla (Sutura zygomaticomaxillaris)
- dem Stirnbein (Sutura frontozygomatica)
- dem großen Keilbeinflügel (Sutura sphenozygomatica)

Gewalteinwirkungen auf das Jochbein können zur Sprengung dieser knöchernen Strukturen und in der Regel zur Impression (sog. Drei- bzw. Vier-Fußfraktur) führen.

Die Sprengung der Sutura zygomaticomaxillaris führt zur Fraktur des Orbitabodens und des Margo infraorbitalis, die der Sutura frontozygomatica zur Fraktur des seitlichen Orbitarandes (s. S. 20). Seltener sind isolierte Frakturen

des Jochbogens. Diese reichen von einem diskreten Bruchspalt bis zur ausgedehnten Trümmerfraktur.

Kardinalsymptome und Komplikationen

Zusätzlich zu den Zeichen des Orbitabodens
bzw. -randbruches:

- Asymmetrie des seitlichen Mittelgesichtes
- Kieferklemme durch eingeschränkte Beweglichkeit des Processus muscularis des Unterkiefers (Jochbeinimpression)

Röntgenbasisdiagnostik
  Nasennebenhöhlen-Aufnahmen okzipitomental und okzipitofrontal
  seitliche Aufnahme des Gesichtsschädels
  axiale Schädelaufnahme (,,Henkeltopfauf-
  nahme'')
Weiterführende Diagnostik
  Tomographie anterior-posterior, seitlich
  Computertomographie

Röntgenbasisdiagnostik

Übersichtsaufnahmen sind zur Frakturdiagnostik
in den meisten Fällen ausreichend. In der klinischen Routine haben sich die Nasennebenhöhlen-
Aufnahme in okzipitomentaler Projektion und
die axiale Schädelaufnahme als vorteilhaft
erwiesen.

Nasennebenhöhlen-Aufnahmen okzipitomental
(Abb. 46)

Diese Projektion ermöglicht die Darstellung von:

- Frakturen des unteren Orbitarahmens (Cana-
  lis infraorbitalis)
- Frakturen der seitlichen Kieferhöhlenwand
- Sprengungen der Sutura frontozygomatica
- Sprengungen der Sutura zygomaticomaxil-
  laris
- Spiegelbildung und/oder Totalverschattung
  nach Einblutung in die Kieferhöhlen;

*Axiale Schädelaufnahme (,,Henkeltopfauf-
nahme'') (Abb. 45)*

Diese Projektion eignet sich zur Darstellung von
Frakturen des Jochbogens mit oder ohne Sprengung der Sutura temporozygomatica.

Weiterführende Diagnostik

Tomographie anterior-posterior und seitlich
(Abb. 47 u. 48)

Die Tomographie ist nur selten indiziert. Vorteilhaft ist sie jedoch zur genaueren Lokalisation von dislozierten Knochenfragmenten in
die Nachbarschaft (Kieferhöhle, Kaumuskulatur,
Kiefergelenk).

Computertomographie

Die computertomographische Darstellung in
axialer und frontaler Technik ist indiziert zur
ursächlichen Abklärung von Kieferklemme und
Kiefersperre. In die Nachbarschaft des Kiefergelenkes dislozierte Jochbeinfragmente können
oft besser nachgewiesen werden als mit der konventionellen Tomographie (Abb. 72). Hämatome
sind nur computertomographisch erfaßbar.

Nasenskelettfrakturen

Isolierte Frakturen des Nasenbeines sind relativ
selten; häufig ist das gesamte äußere und innere
Nasenskelett (Nasenbein und Processus frontalis
maxillae und Lamina perpendicularis des
Siebbeines) beteiligt.

Kardinalsymptome

- Deviation der äußeren Nase und häufig auch
  der Nasenscheidenwand
- Krepitation der Frakturfragmente bei seitli-
  chem Druck auf die Nase
- Epistaxis

Komplikationen

- knöcherne Schiefnase nach Abheilung in
  Fehlstellung

- traumatische Septumdeviation mit behin-
  derter Nasenatmung

- Septumhämatom und/oder Septumabszeß
  mit Perforationsgefahr des Septumknorpels

- rezidivierende Nebenhöhlenentzündungen
  infolge gestörter Belüftung und/oder
  Drainage

Röntgenbasisdiagnostik
Nasenbeinaufnahme seitlich
Nasennebenhöhlen-Aufnahme okzipito-
frontal
Nase axial
enorale Aufnahme (Panoramaaufnahme)

Weiterführende Diagnostik
Tomographie anterior-posterior und seitlich

Röntgenbasisdiagnostik

Wichtigste Übersichtstechnik ist die seitliche
Aufnahme des Nasenbeins. Sie ermöglicht die
Darstellung von:

- Frakturstufen ab 1 mm (Abb. 50a)
- Trümmerfrakturen (Abb. 49)
- Impressionsfrakturen

Die Nasennebenhöhlen-Aufnahme okzipitofron-
tal, die Nasenaufnahme axial und die enorale
Panoramaaufnahme dienen zur Darstellung und
Seitenlokalisation von:

- Frakturen des Processus maxillofrontalis
- Frakturen des Septum nasi
- Frakturen des Os nasale
- Begleithämatomen der Nasennebenhöhlen

Weiterführende Diagnostik

Tomographie anterior-posterior und seitlich
(Abb. 50b und 51)

Die Tomographie ist bei isolierten Nasenskelettfrakturen nicht erforderlich. Bei begleitenden
Verletzungen benachbarter Strukturen (z. B.
Tränenbein) und bei der weiteren Abklärung
von ausgedehnteren Mittelgesichts-Impressions-
frakturen ist die Tomographie zweckmäßig.

Tiefe maxilläre Querfraktur (Le Fort I) (Abb. 52)

In der Mehrzahl der Fälle handelt es sich bei
den Oberkieferbrüchen um horizontal verlau-
fende Frakturen, häufig mit Eröffnung der Kieferhöhle. Bei der tiefen maxillären Querfraktur
(Le Fort I) ist der zahntragende Alveolarfort-
satz partiell oder komplett abgesprengt.

Kardinalsymptome

- Okklusionsstörung
- Stufenbildung und abnorme Beweglichkeit
  des Alveolarfortsatzes
- Ödem und Hämatom der Oberlippe und der
  Wange

Komplikation

- Fehlbiß bei Abheilung in Fehlstellung

Röntgenbasisdiagnostik
Nasennebenhöhlen-Aufnahme okzipitomental und okzipitofrontal
seitliche Aufnahme des Gesichtsschädels
axiale Schädelaufnahme
enorale Aufnahme (Panoramaaufnahme)
(*Canigiani* 1976)

Weiterführende Diagnostik
Tomographie anterior-posterior und seitlich
Computertomographie

Röntgenbasisdiagnostik

*Nasennebenhöhlen-Aufnahme okzipitomental
und okzipitofrontal* (Abb. 53a)

Von den beiden Nasennebenhöhlen-Aufnahmen
okzipitomental und okzipitofrontal ist die
okzipitomentale Projektion am aufschlußreich-
sten für die Diagnostik von:

- Frakturen der seitlichen Kieferhöhlenwand
  mit oder ohne Dislokation
- Absprengungen des Alveolarfortsatzes
- Spiegelbildung und/oder Totalverschattung
  der Kieferhöhle nach Einblutung
- Knochenfragmentdislokation in die Kieferhöhle

Der Übersichtstechnik posterior-anterior sind
dadurch Grenzen gesetzt, daß Frakturen der
medialen Kieferhöhlenwand, des Septum nasi
und der Pterygoidfortsätze oft nicht darstellbar
sind.

Seitliche Aufnahme des Gesichtsschädels

Wegen ungünstiger knöcherner Überlagerungen
ist mit dieser Untersuchungstechnik oft keine
ausreichende Diagnostik der Frakturen der ventralen und dorsalen Kieferhöhlenwände möglich. Frakturen der Pterygoidfortsätze werden
nur selten klar sichtbar. Immer gut zu erkennen

sind Malokklusionen mit klaffenden Frontal-
zähnen und Rückverlagerungen der Maxilla. Dies
ist ein hinreichender Beweis für eine Le-Fort-
Fraktur, auch wenn die Frakturstufen an ven-
traler und dorsaler Kieferhöhlenwand infolge
ungünstiger Skelettüberlagerung nicht klar zu
sehen sind.

Axiale Schädelaufnahme

Sie dient ergänzend zur Darstellung von Impressionsfrakturen der vorderen und hinteren Kieferhöhlenwand und von Dislokationen der Pterygoidfortsätze. Nachteile dieser Aufnahme sind
die erschwerte Lagerung bei Frischverletzten
und der verminderte Aufnahmekontrast infolge
von lokalen Hämatomen und Ödemen.

Enorale Aufnahme (Panoramaaufnahme)

Mit dieser alternativen Technik können Frakturen der medialen, kaudalen und ventralen Kieferhöhlenwände dargestellt werden. Zur Durchführung dieser Aufnahmen ist jedoch ein spezie-
les Röntgengerät erforderlich; zusätzlich ist die
Durchführung bei Frischverletzten oft schwierig
(Röntgenröhre in der Mundhöhle!)

Weiterführende Diagnostik

Tomographie anterior-posterior (Abb. 53b, c u.
54)

Bei der isolierten tiefen Querfraktur ist die
tomographische Abklärung in der Regel nicht

erforderlich. Die a.-p. Tomographie ermöglicht
eine sehr gute Darstellung von:

● Frakturen der Pterygoidfortsätze
● Frakturen der medialen und lateralen Kiefer-
  höhlenwand
● Frakturen der knöchernen Nasenscheiden-
  wand
● Frakturen des harten Gaumens
● Absprengungen des Alveolarfortsatzes
● Knochenfragmentdislokation in die Kiefer-
  höhle und die Kaumuskulatur

Seitliche Tomographie (Abb. 53d)

Diese Technik ist geeignet zur Diagnostik von:

● Frakturen der Pterygoidfortsätze
● Dislokationen der dorsalen Kieferhöhlen-
  wand
● Frakturen des harten Gaumens
● Absprengungen des Alveolarfortsatzes

Die Frakturen der Pterygoidfortsätze sind
durchwegs tomographisch besser zu erfassen als
im Übersichtsbild.

Computertomographie (Abb. 55)

Ebenso wie die konventionelle Tomographie
ist auch die Computertomographie bei der Abklärung von isolierten, tief maxillären Querfrakturen meist nicht erforderlich. Ausgedehn-
tere begleitende Weichteilverletzungen, z. B.
im Retromaxillarraum (Blutungen!), können
eine Indikation zur weiteren computertomographischen Abklärung darstellen.

a

b

c

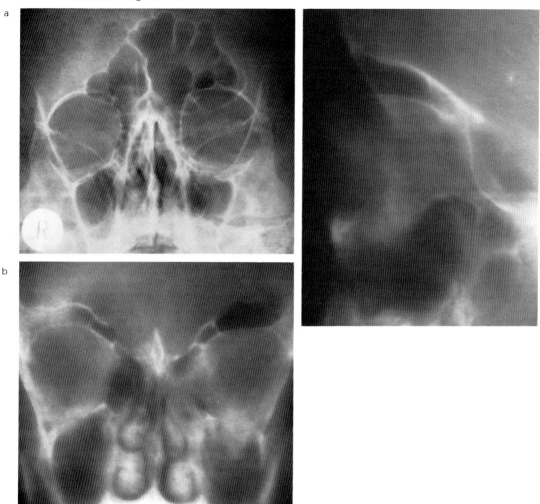

Abb. 26 a—c   (41 ♂) a) Orbita p.-a. b) a.-p. und c) seitliches Tomogramm. Im Übersichtsbild nur diskrete Orbitabodenfraktur links mit kleiner Knochenstufe (a) (Diplopie, Hypästhesie N V/2). Im Tomogramm Lokalisation
einer ausgedehnten zapfenförmigen (b) und wannenförmigen (c) Absenkung des mittleren Drittels des Orbitabodens in die Kieferhöhle. Nebenbefund: ausgedehnter supraorbitaler Siebbeinrezessus beiderseits

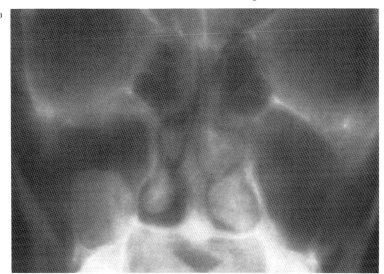

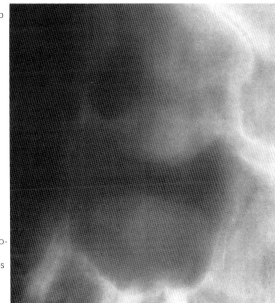

Abb. 27 a u. b (39 ♂) a) a.-p. und b) seitliches Tomogramm. Orbitabodenfraktur rechts. Wannenförmige Absenkung des mittleren und dorsalen Orbitabodens einschließlich der Knochenwand. 3 cm hohe und 4 cm tiefe, polsterförmige Verschattung am Boden der rechten Kieferhöhle

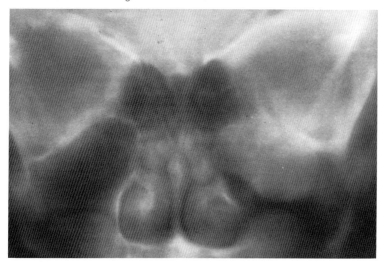

a

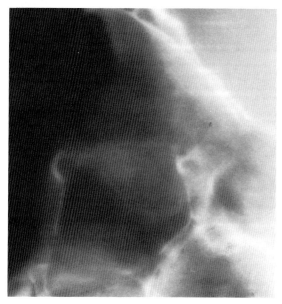

b

Abb. 28 a u. b (45 ♀) a.-p. und seitliches Tomogramm. DD Orbitabodenfraktur. Großes subperiostales Hämatom links nach Trauma. Konvexe Verschattung am Orbitaboden ohne Nachweis einer Knochenabsenkung (keine Diplopie, keine Hypästhesie N V/2)

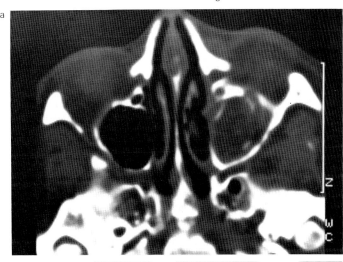

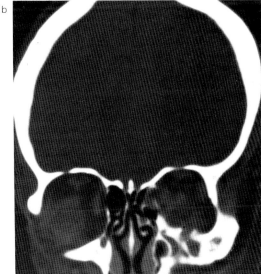

Abb. 29 a u. b   (60 ♀) a) axiales
und b) frontales CT. Ventrale linke
Orbitabodenfraktur nach dorsal (a)
und Weichteilprolaps mit Hämatom
im Sinus maxillaris. Exakto topo
graphische Darstellung in der frontalen Projektion (b)

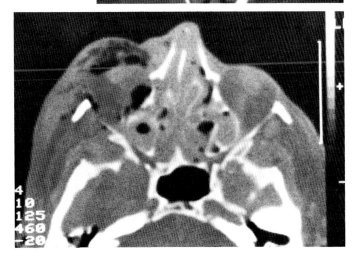

Abb. 30   (54 ♂) axiales CT.
Orbitabodenfraktur rechts mit Lufteintritt in die basalen Orbita-
abschnitte und Lidemphysem
(zusätzlich Siebbeinfraktur mit
Hämatom)

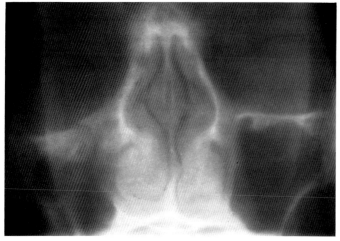

Abb. 31 (63 ♀) a.-p. Tomogramm.
Orbitarandfraktur rechts mit deut-
licher Stufe am Canalis infraorbitalis
(Hypästhesie N V/2)

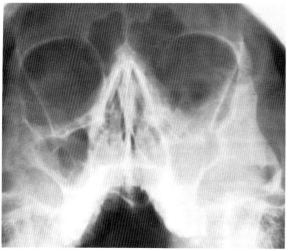

Abb. 32 (38 ♀) NNH okzipitomental. Ausgedehnter Stückbruch
des linken unteren Orbitarahmens
mit Absenkung von Frakturteilen in
die Kieferhöhle und Luftaustritt in
die Orbita. Linke Kieferhöhle durch
Hämatom homogen verschattet.
Polster im unteren Rezessus der
rechten Kieferhöhle

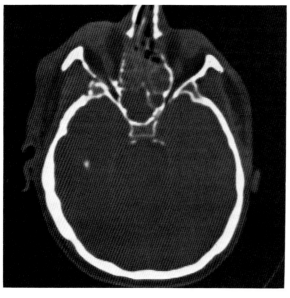

Abb. 33 (24 ♂) axiales CT. Fraktur
der lateralen Orbitawand rechts im
hinteren Drittel mit deutlichem
Frakturspalt.
Zusätzlich: Siebbeinfraktur

a

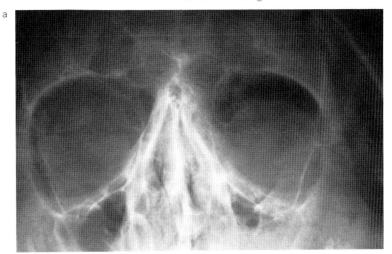

b

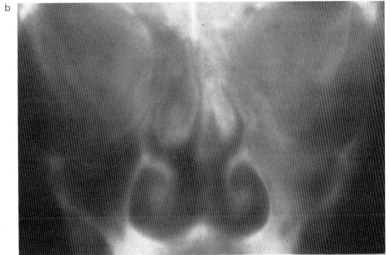

Abb. 34 a u. b   (22 ♂)
a) Orbita p.-a. und b) a.-p.
Tomogramm. Fraktur der
medialen Orbitawand
(Lamina papyracea) links
mit Lufteintritt in die
Orbita. Zusätzlich Verschattung der Siebbeinzellen
(Hämatom)

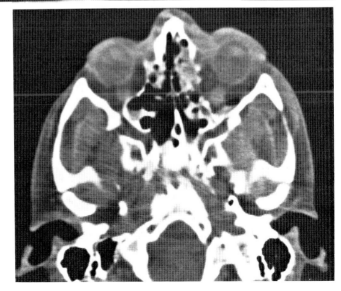

Abb. 35   (20 ♂)
axiales CT. Fraktur der
Lamina papyracea links
mit Luft im Apex orbitae
und Verschattung der Siebbeinzellen (Hämatom)

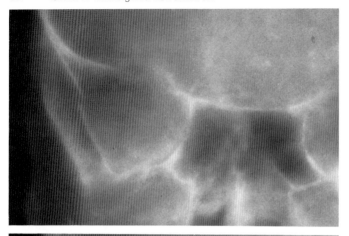

a

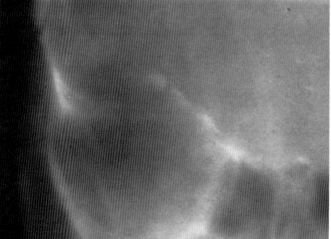

b

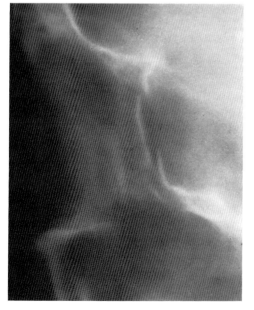

c

Abb. 36 a–c   (31 ♂) a.-p. Tomogramme a) 16,5 cm und
b) 17,2 cm; c) seitliches Tomogramm 11,0 cm. Frakturen
im dorsalen Bereich der Orbita. a) Linea innominata,
b) Orbitadach, c) Apex orbitae

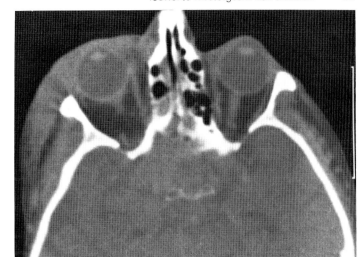

Abb. 37 (84 ♂) axiales CT.
Fraktur der dorsalen Orbita links
mit disloziertem Knochenfragment am Canalis opticus (Erblindung links)

a

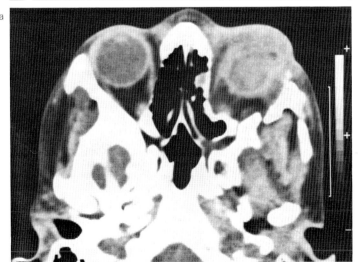

b

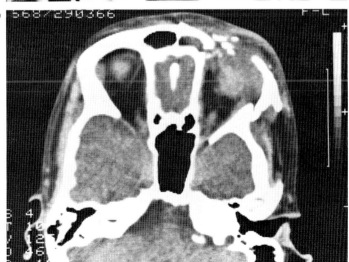

Abb. 38 a u. b (20 ♀) axiales CT
24 und 48 mm. Trümmerfraktur
der knöchernen Orbita links mit
Enophthalmus und peribulbärem
Hämatom. Intraorbitale
Knochenfragmente

a

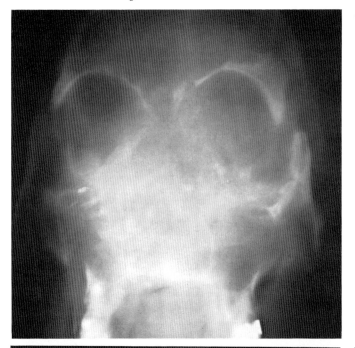

b

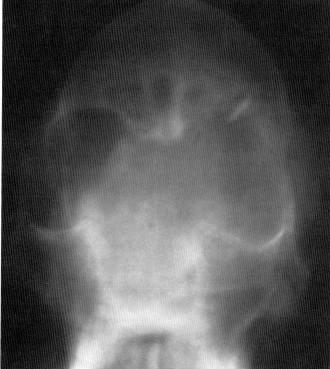

Abb. 39 a u. b (52 ♂) a.-p. Tomo-
gramme a) 22 cm und b) 23 cm.
Beteiligung des Margo supraorbitalis
(Hypästhesie N V/1) (b) und der
Fissura zygomaticofrontalis bei aus-
gedehnter Zertrümmerung von
Mittelgesicht und Frontobasis

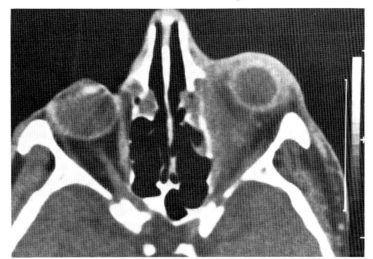

Abb. 40 (53 ♂) axiales CT.
Frakturfolge: sinugener
Retrobulbärabszeß links-
seitig 6 Wochen nach Orbita-
boden-Trümmerfraktur. Weichteildichte Infiltration des
medialen Orbitatrichters mit
Exophthalmus. Verlagerung
des M. rectus medialis

a

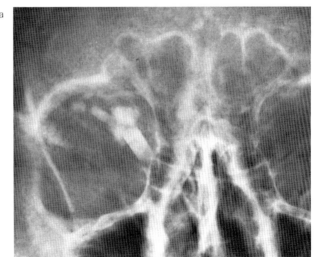

b

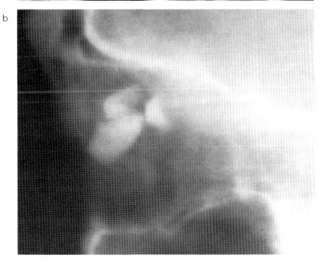

Abb. 41 a u. b (29 ♂)
a) Orbita p.-a. und b) seitliches
Tomogramm. Fremdkörper
(mehrere Glassplitter) in der
rechten oberen Orbitahälfte

a 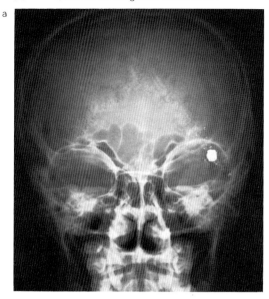 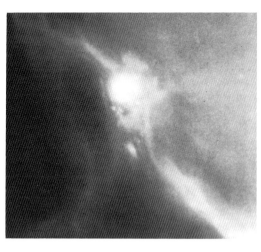 b

Abb. 42 a u. b   (12 ♂) a) Schädel p.-a. und b) seitliches Tomogramm. Fremdkörper (Bleikugel, Flobertgewehr) der hinteren- oberen Orbita links (a) mit Zertrümmerung des dorsolateralen Orbitatrichters (b) (vorübergehender Meningismus)

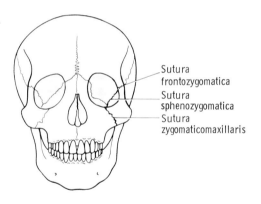

Sutura
frontozygomatica
Sutura
sphenozygomatica
Sutura
zygomaticomaxillaris

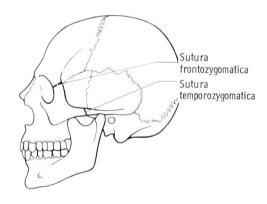

Sutura
frontozygomatica
Sutura
temporozygomatica

Abb. 43   Abb. 44

Abb. 43, 44   Suturen des Jochbeins

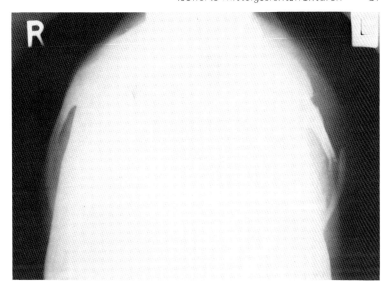

Abb. 45 (18 ♂) axialer Schädel („Henkeltopf"). Fraktur des linken Jochbogens im mittleren Drittel mit 5 mm breiter Frakturstufe

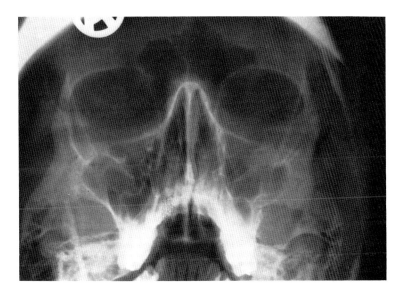

Abb. 46 (39 ♀) NNH okzipitomental. Jochbein-Impressionsfraktur links („Dreifußfraktur") mit Frakturstufen an der Sutura zygomaticofrontalis, am Margo infraorbitalis und an der seitlichen Kieferhöhlenwand

a

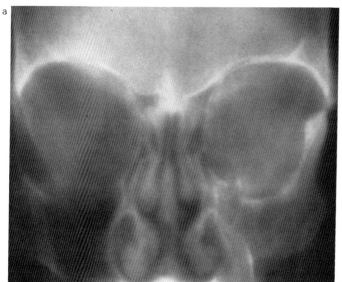

b

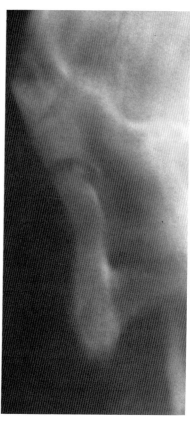

Abb. 47 a u. b (83 ♂) a) a.-p. und b) seitliches Tomogramm.
Jochbeinfraktur links („Dreifußfraktur") mit Impression der seitlichen Kieferhöhlenwand (a), Trümmerfraktur des Margo infraorbitalis (a) und Sprengung der Fissura zygomaticofrontalis (b)

a

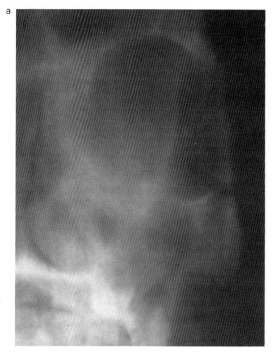

b

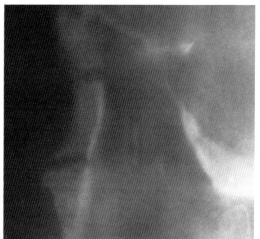

Abb. 48 a u. b (72 ♂) a) a.-p. und b) seitliches
Tomogramm. Bei sehr ausgedehnter Trümmerfraktur
des Jochbeins (a) Aussprengung eines 3 cm großen
Fragmentes lateralwärts (b) (Kiefersperre)

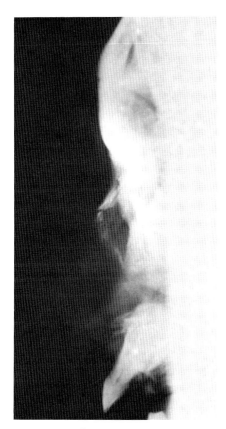

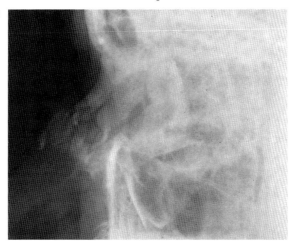

a

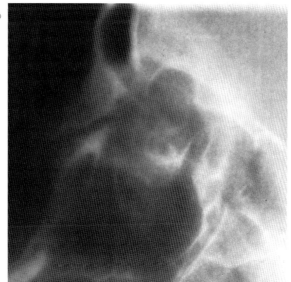

b

Abb. 49 (67 ♂) Nasenbein seitlich.
Trümmerfraktur des Nasenbeins mit Impression und Dislokation der Bruchstücke nach abwärts

Abb. 50 a u. b (33 ♂) a) Nasenbein seitlich und b) seitliches Tomogramm. Fraktur von Nasenbein (a) und Processus frontalis maxillae mit Sprengung der Sutur (b)

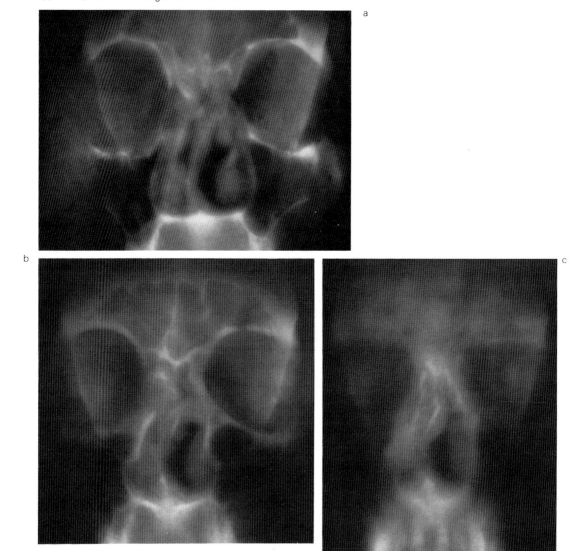

Abb. 51 a–c (41 ♂) a.-p. Tomogramme a) 19 cm, b) 20 cm und c) 21 cm. Ausgedehnte Zertrümmerung des knöchernen Nasengerüstes (c) bei Impressionsfraktur des Mittelgesichts (a u. b)

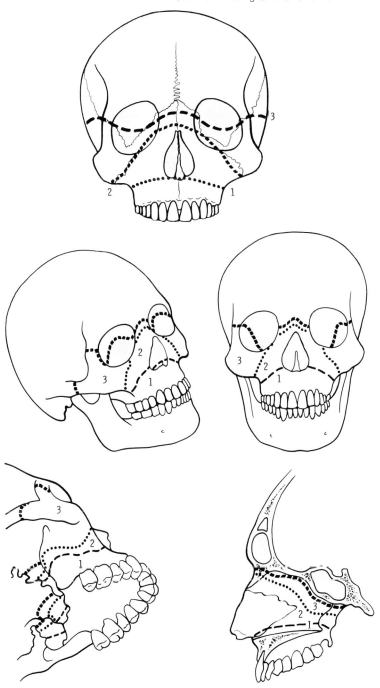

Abb. 52 a   Mittelgesichtsfrakturen. 1 = Le Fort I, 2 = Le Fort II, 3 = Le Fort III

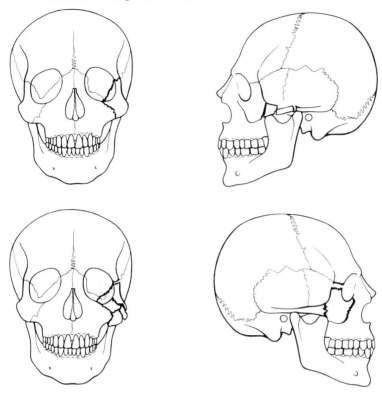

Abb. 52 b   Laterale Mittelgesichtsfraktur

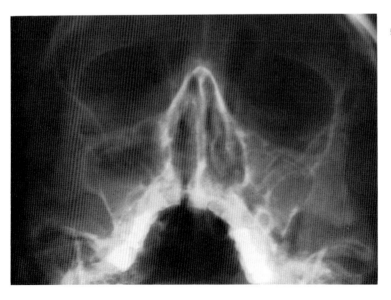

53a

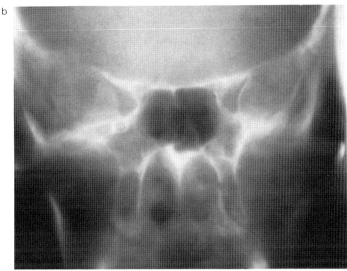

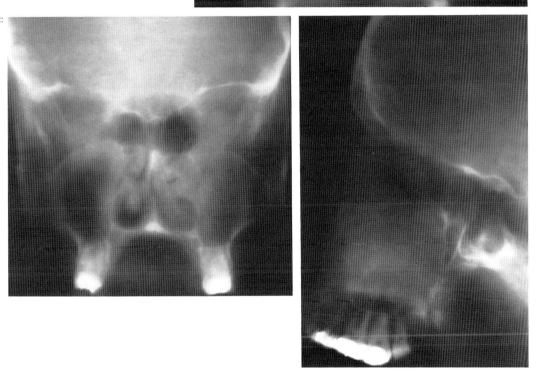

Abb. 53 a–d   (20 ♀) NNH a) linke Seite okzipitomental, a.-p. Tomogramme, b) 15 cm und c) 17 cm, d) seitliches Tomogramm links. Le-Fort-I-Fraktur, vorwiegend links. Frakturen der Kieferhöhle beiderseits kaudal lateral (a u. c), ventral und dorsal links (d) und des Processus pterygoideus links (b). (Hämatome in beiden Kieferhöhlen mit Totalverschattung links und Spiegel rechts [a])

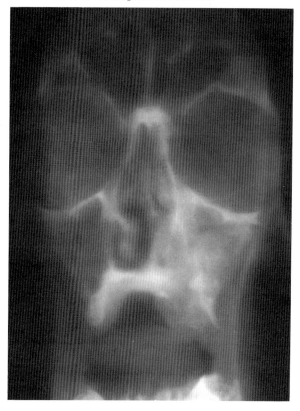

Abb. 54   (62 ♂) a.-p. Tomogramm. Le-Fort-I-Fraktur links.
Fraktur des harten Gaumens mit Absprengung des linken
Alveolarfortsatzes

a

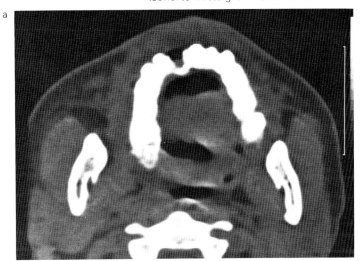

b

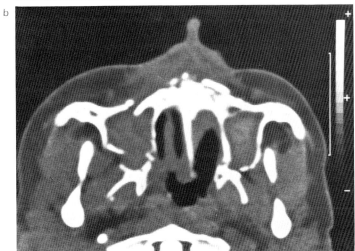

Abb. 55 a u. b (55 ♂) axiales CT. Fraktur des harten Gaumens mit Zahn-loisto rochts paramedian (a). Lufteinschluß in die Weichteile (a). Frakturen der rechten Kieferhöhle ventral, dorsal und lateral (b). Absprengung an der Maxilla links ventral (b)

Kombinierte Mittelgesichtsfrakturen

Abhängig von Ort und Stärke der Gewalteinwirkung auf den Gesichtsschädel können die folgenden Mittelgesichtsstrukturen einzeln oder in Kombination betroffen sein (Abb. 52):

- Stirnbein
- Nasenskelett
- Orbita und Jochbein
- Maxilla

Häufig sind beide Gesichtshälften betroffen. Neben der Kieferhöhle, die fast immer miteinbezogen ist, sind oft auch Stirnhöhle, Siebbeinzellen und die Keilbeinhöhle beteiligt.

Zusätzlich zu den kombinierten Mittelgesichtsfrakturen bestehen häufig noch frontobasale Frakturen (s. S. 5) und/oder Unterkieferbrüche (s. S. 61).

Le-Fort-II-Fraktur

Zentrale Mittelgesichtsfraktur oder Pyramidenfraktur der Maxilla: Bei dieser Fraktur wird das Mittelgesicht in Höhe des Nasenbeins und des Orbitabodens von der Schädelbasis abgesprengt. Der Frakturverlauf erfolgt in der Regel bilateral symmetrisch.

Röntgenbasisdiagnostik
Nasennebenhöhlen-Aufnahmen okzipito-mental und okzipitofrontal
Orbitavergleichsaufnahme posterior-anterior
seitliche Aufnahme des Gesichtsschädels
Nasenbein seitlich und axial
axiale Schädelaufnahme

Weiterführende Diagnostik
Tomographie anterior-posterior und seitlich
Computertomographie

Röntgenbasisdiagnostik

Nasennebenhöhlen-Aufnahmen okzipitomental und okzipitofrontal

Die Nasennebenhöhlenaufnahme in okzipitomentaler Projektion ist am besten geeignet zum Nachweis von:

- Absprengungen des Alveolarfortsatzes
- Spiegelbildung und Verschattung der Kieferhöhle nach Einblutung, orbitalem Weichteilprolaps und Schleimhautschwellung
- Frakturen der seitlichen Kieferhöhlenwand mit und ohne Dislokation

Die Nasennebenhöhlenaufnahme in okzipitofrontaler Projektion zeigt sehr gut:

- Trümmerfrakturen des Nasenskeletts
- Verschattungen der Siebbeinzellen nach Weichteilschwellung und/oder Einblutung
- Frakturen der Lamina papyracea mit Dislokation
- Frakturen der kaudal-lateralen Kieferhöhlenwand

Orbitavergleichsaufnahme posterior-anterior

Die Orbitavergleichsaufnahme eignet sich am besten zum Nachweis der Orbitabodenfrakturen. Sie dient ergänzend zur Diagnostik von:

- Verschattungen der Siebbeinzellen
- Frakturen der Lamina papyracea mit Dislokation
- Frakturen des Nasenskeletts und des benachbarten Tränenbeins

Nicht genügend erfaßbar auf den Übersichtsaufnahmen sind häufig die Frakturen der medialen Kieferhöhlenwand, der knöchernen Nasenscheidenwand und der Pterygoidfortsätze. Die Frakturen der Lamina papyracea werden nur bei multipler Dislokation sichtbar, ansonsten nur indirekt durch Nachweis einer einseitigen Verschattung der Siebbeinzellen bzw. von Luft in der Orbita. Die Frakturen des Orbitabodens sind nur nach Dislokation sicher diagnostizierbar. Bei alleiniger polsterförmiger Weichteilschwellung ist eine Unterscheidung zum Hämatom nicht möglich (s. auch Orbitabodenfrakturen, S. 21).

Seitliche Aufnahme des Gesichtsschädels

Wegen der ungünstigen Überlagerung mit den knöchernen Strukturen der Gegenseite können auf der seitlichen Aufnahme des Gesichtsschädels die Frakturen der vorderen und hinteren Kieferhöhlenwand oft nicht erkannt werden. Die Frakturen der Pterygoidfortsätze sind nur bei gleichzeitiger stufiger Dislokation gut zu sehen, jedoch in der Regel nicht seitengetrennt bestimmbar. Verschattungen der Siebbeinzellen und der Keilbeinhöhle (Einblutung, Schleimhautödem) sind auf der seitlichen Aufnahme des Gesichtsschädels sehr gut zu erkennen, ebenso Malokklusionen und Dislokationen der Maxilla nach dorsal.

Nasenbein seitlich und axial

Die seitliche Aufnahme des Nasenskeletts hat sich am besten bewährt zur Diagnostik von Frakturen mit und ohne Dislokation und von Impressionsfrakturen. Weitere Spezialaufnahmen (s. auch Nasenskelettfrakturen, S. 23) sind in der Regel nicht erforderlich oder bei Frischverletzten erschwert durchführbar, wie z. B. die enorale Aufnahmetechnik.

Axiale Schädelaufnahme

Impressionsfrakturen der vorderen und hinteren Kieferhöhlenwand können auf der axialen Schädelaufnahme oft gut seitenbezogen dargestellt werden, ferner auch Impressionen der seitlichen Kieferhöhlenwand mit Fragmentdislokation. Ungünstig sind jedoch die erschwerte Einstellung bei Frischverletzten und die ungünstige Kontrastierung durch überlagernde traumatische Weichteilschwellung. Die Orbitabodenfraktur kann auf der axialen Schädelaufnahme nicht diagnostiziert werden.

Weiterführende Diagnostik

Tomographie anterior-posterior und seitlich (Abb. 56)

Die a.-p. Tomographie ermöglicht eine sehr gute Darstellung von:

- Orbitabodenfrakturen
- Absprengungen des Alveolarfortsatzes
- Frakturen des äußeren Nasenskeletts
- Frakturen der medialen Kieferhöhlenwand und der knöchernen Nasenscheidenwand

- dislozierten Knochenfragmenten in die Kieferhöhle und die Kaumuskulatur
- Lufteinschlüssen in die Orbita
- Verschattungen der Siebbeinzellen und Keilbeinhöhle
- Frakturen der Lamina papyracea mit Dislokation
- Frakturen der lateralen Kieferhöhlenwand
- Frakturen der Pterygoidfortsätze

Die Orbitabodenfrakturen können auf dem a.-p. Tomogramm sicher diagnostiziert werden, sofern die Absenkung des Orbitabodens sich gegen die lokale Weichteilschwellung im Kontrast abhebt. Sonst ist eine Differenzierung gegen alleinige subperiostale, sub- und intramuköse Blutungen auch tomographisch nicht möglich.

Mit der seitlichen Tomographie können sehr gut

- Impressionsfrakturen des Nasenskeletts
- Orbitabodenfrakturen
- Verschattungen der Siebbeinzellen und der Keilbeinhöhle
- Dislokationen der vorderen und hinteren Kieferhöhlenwände
- Frakturen der Pterygoidfortsätze

dargestellt werden.

Computertomographie (Abb. 57)

Zur exakten computertomographischen Abklärung einer Le-Fort-II-Fraktur muß die Untersuchung in zwei Ebenen und maximal 4 mm Schichtdicke durchgeführt werden. Die computertomographische Darstellung der knöchernen Verletzungsfolgen wie Frakturen und Dislokationen ist der konventionellen Tomographie vergleichbar. Der Vorteil der Computertomographie liegt jedoch darin begründet, daß zusätzlich begleitende Weichteilverletzungen, eine Beteiligung orbitaler Strukturen und Fremdkörper abgeklärt werden können. Daher gilt für das derzeitige diagnostische Procedere eine *Gleichwertigkeit* der Computertomographie und Tomographie bei unkomplizierten Le-Fort-II-Frakturen.

Die computertomographische Untersuchung ist *obligat* durchzuführen bei:

- begleitenden orbitalen Verletzungen
- Verdacht auf intrakranielle Verletzungsfolgen
- nicht röntgendichten Fremdkörpern

Le-Fort-III-Fraktur

Zentrale und laterale Mittelgesichtsfraktur: Bei der Le-Fort-III-Fraktur wird der Gesichtsschädel von der Schädelbasis abgesprengt. Der Frakturverlauf ist medial, ähnlich der Le-Fort-II-Fraktur. Seitlich zieht die Fraktur zur lateralen Orbitawand und führt oft zu einem breiten Bruchspalt im Jochbein.

Röntgenbasisdiagnostik
    Nasennebenhöhlen-Aufnahmen okzipito-mental und okzipitofrontal
    Orbitavergleichsaufnahme posterior-anterior
    seitliche Aufnahme des Gesichtsschädels
    Nasenbein seitlich und axial
    axiale Schädelaufnahme („Henkeltopf-aufnahme")
Weiterführende Diagnostik
    Tomographie anterior-posterior und seitlich
    Computertomographie

Röntgenbasisdiagnostik

Nasennebenhöhlen-Aufnahmen okzipitomental und okzipitofrontal (Abb. 60)

Sie ermöglichen die Darstellung von:

- Trümmerfrakturen des Nasenskeletts
- Orbitabodenfrakturen
- Frakturen der lateralen Orbitawand (Orbitarahmen)
- Frakturen des Jochbeins
- Verschattungen der Siebbeinzellen
- Frakturen der Lamina papyracea mit Dislokation
- Spiegelbildung und Verschattungen der Kieferhöhle (Einblutung, orbitaler Weichteilprolaps, Schleimhautödem)
- Frakturen der seitlichen Kieferhöhlenwand mit und ohne Dislokation

Orbitavergleichsaufnahme posterior-anterior

Sie eignet sich am besten zur Diagnostik der Orbitabodenfraktur. Nicht genügend erfaßbar sind auf den p.-a. Übersichtsaufnahmen wie bei der Le-Fort-II-Fraktur die Frakturen der medialen Kieferhöhlenwand, des knöchernen Nasenseptums und der Pterygoidfortsätze.

Seitliche Aufnahme des Gesichtsschädels

Wegen ungünstiger knöcherner Überlagerungen und Weichteilschwellungen können die Frakturen der vorderen und hinteren Kieferhöhlenwand oft nicht ausreichend diagnostiziert werden. Die Frakturen der Pterygoidfortsätze sind oft nicht exakt seitenlokalisierbar. Gut dargestellt werden die Verschattungen der Siebbeinzellen und der Keilbeinhöhle infolge von Einblutungen und Schleimhautödem, ferner Malokklusionen, Dorsaldislokationen der Maxilla, begleitende Frakturen der Stirnhöhlen-Vorderwand und -Hinterwand (s. S. 1, 5) und dislozierte Frakturen der vorderen Schädelbasis.

Nasenbein seitlich und axial

Die Frakturen des Nasenskeletts mit und ohne Dislokation können sehr gut abgebildet werden. Zur Darstellung von Impressionsfrakturen ist die seitliche Aufnahme am besten geeignet.

Axiale Schädelaufnahme („Henkeltopf-aufnahme")

Die axiale Schädelaufnahme („Henkeltopfaufnahme") ist die beste Aufnahme zum Nachweis von Frakturen des Jochbogens mit und ohne Dislokation.

Weiterführende Diagnostik

Tomographie anterior-posterior und seitlich (Abb. 58, 59 u. 61)

Die a.-p. Tomographie eignet sich sehr gut zur Darstellung von:

- Orbitabodenfrakturen
- Frakturen der lateralen Orbitawand und des Jochbeins
- Frakturen des äußeren Nasenskeletts
- Frakturen der medialen Kieferhöhlenwand und der knöchernen Nasenscheidenwand
- dislozierten Knochenfragmenten in die Kieferhöhle und die Kaumuskulatur
- Lufteinschlüssen in die Orbita
- Verschattungen der Siebbeinzellen und Keilbeinhöhle
- Frakturen der Lamina papyracea mit Dislokation
- Frakturen der lateralen Kieferhöhlenwand
- Frakturen der Pterygoidfortsätze

Die seitliche Tomographie dient zum Nachweis von:

- Impressionsfrakturen des Nasenskeletts
- Orbitabodenfrakturen
- Frakturen des Jochbeins
- Frakturen des Jochbogens
- Verschattungen von Siebbeinzellen und Keilbeinhöhle
- Dislokation der vorderen und hinteren Kieferhöhlenwand

Computertomographie (Abb. 62a u. b, 63a–c, 64 u. 65)

Im Gegensatz zur Le-Fort-II-Fraktur (s. S. 47) besteht bei der Le-Fort-III-Fraktur eine zwingende Indikation zur Durchführung der Compu-tertomographie. Diese ergibt sich daraus, daß bei diesem Frakturtyp immer begleitende intrakranielle Verletzungsfolgen wie Hämatom, Luft usw. ausgeschlossen werden müssen. In Abhängigkeit des klinischen Zustandsbildes des Patienten sollte immer eine Untersuchung in zwei Schichtebenen, axial und frontal, angestrebt werden. Beim akut traumatisierten Patienten ist zumeist eine axiale Untersuchung mit rechnergestützten Rekonstruktionen in frontaler bzw. sagittaler Projektion ausreichend. In einem Untersuchungsgang gelingen so die Abklärung von begleitenden Frakturen des Jochbeins und Jochbogens sowie der Nachweis einer begleitenden Frontobasisfraktur. Ebenso können sehr gut begleitende intrakranielle und orbitale Komplikationen dargestellt werden.

Laterale Mittelgesichtsfraktur

Frakturen der Orbita und des Jochbeins: Die Absprengung des Jochbeins von der Maxilla und vom Processus zygomaticus des Schläfenbeins geht fast immer mit begleitenden Frakturen des großen Keilbeinflügels, des Orbitabodens und des Canalis infraorbitalis einher.

Röntgenbasisdiagnostik
  Nasennebenhöhlen-Aufnahmen okzipito-mental und okzipitofrontal
  axiale Schädelaufnahme („Henkeltopf-aufnahme")
  Orbitavergleichsaufnahme posterior-anterior
  seitliche Aufnahme des Gesichtsschädels

Weiterführende Diagnostik
  Tomographie anterior-posterior und seitlich
  Computertomographie

Röntgenbasisdiagnostik

Nasennebenhöhlen-Aufnahmen okzipitomental und okzipitofrontal

Es werden gut dargestellt:

- Frakturen des Jochbeins mit und ohne Dislokation
- Sprengungen der Sutura frontozygomatica
- Sprengungen der Sutura zygomaticomaxillaris

- Frakturen des Canalis infraorbitalis
- Orbitabodenfrakturen
- Frakturen der lateralen Orbitawand
- dislozierte Knochenfragmente in die Kieferhöhle und Kaumuskulatur

Axiale Schädelaufnahme („Henkeltopfauf-nahme")

Sie ist die Aufnahme der Wahl zum Nachweis von Frakturen des Jochbogens mit und ohne Dislokation

Orbitavergleichsaufnahme posterior-anterior

Sie dient ergänzend zur genaueren Darstellung von Frakturen des Orbitabodens und des großen Keilbeinflügels.

Seitliche Aufnahme des Gesichtsschädels

Die seitliche Aufnahme des Gesichtsschädels wird nur selten durchgeführt. Sie zeigt vornehmlich die Impression des Jochbeins nach dorsal.

Weiterführende Diagnostik

Die konventionelle Tomographie ist bei der lateralen Mittelgesichtsfraktur häufig nicht erforderlich, da auf den Übersichtsaufnahmen der Frakturverlauf meist genügend erfaßt werden kann.

Tomographie anterior-posterior und seitlich

Mit der a.-p. Tomographie können dargestellt werden:

- Frakturen des Jochbeins mit und ohne Dislokation
- dislozierte Knochenfragmente in Kieferhöhle und Kaumuskulatur
- Sprengungen der Suturae frontozygomatica und zygomaticomaxillaris
- Frakturen des Canalis infraorbitalis
- Frakturen der lateralen Orbitawand
- Orbitabodenfrakturen

Die seitliche Tomographie zeigt:

- Frakturen des Jochbeins mit und ohne Dislokation
- Sprengungen der Suturae frontozygomatica und zygomaticomaxillaris
- Impressionsfrakturen der vorderen Kieferhöhlenwand
- Orbitabodenfrakturen
- Verschattungen der Kieferhöhle

Computertomographie

Die computertomographische Darstellung ermöglicht in einem Untersuchungsgang einen Überblick über die traumatologische Situation im Mittelgesichtsbereich. Es gelingt sehr gut die Frakturen des harten Gaumens, der Pterygoidfortsätze und der Mandibula nachzuweisen (Abb. 62 u. 63). Des weiteren wird genau das Ausmaß begleitender Weichteilverletzungen mit Hämatom und Emphysem dokumentiert (Abb. 64). Exakt diagnostiziert wird eine orbitale Beteiligung, wie Frakturen der Orbitawände und Verletzungen des intraorbitalen Weichteilgewebes (Abb. 62–64). Insbesondere beim polytraumatisierten Patienten hat obligat zum Ausschluß intrazerebraler Begleitfolgen (Abb. 65) die Untersuchung des Hirnschädels zu erfolgen.

Für die computertomographische Darstellung gelten folgende Verletzungsfolgen als obligate Indikation:

- orbitale Verletzungen
- intrakranielle Verletzungen
- Frakturen des großen Keilbeinflügels

Abb. 56a–d   (32 ♂) a.-p. Tomogramme a) 15 cm, b) 17 cm und c) 19 cm. d) Seitliches Tomogramm links. Le-Fort-II-Fraktur. Frakturen im oberen Drittel des Processus pterygoideus beiderseits (a), an der Kieferhöhle medial und lateral (b u. c) und zusätzlich Fraktur des Angulus mandibulae links (d). Großes Knochenfragment in der linken Kieferhöhle (b)

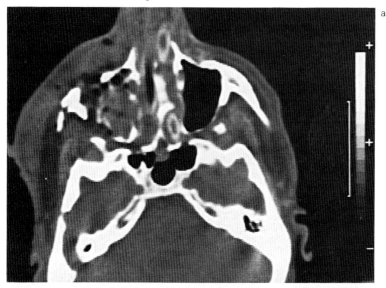

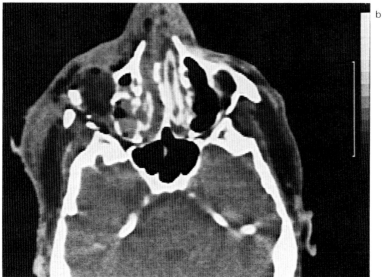

Abb. 57a u. b   (46 ♂) axiales CT. Le-Fort-II-Fraktur. Fraktur von Kieferhöhlen-Vorderwand und Orbitaboden rechts mit Absinken des Orbitainhalts
und des Augapfels

a

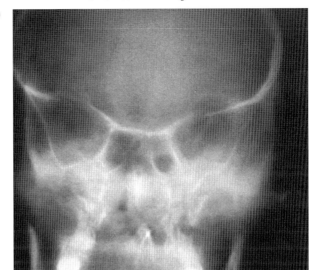

b

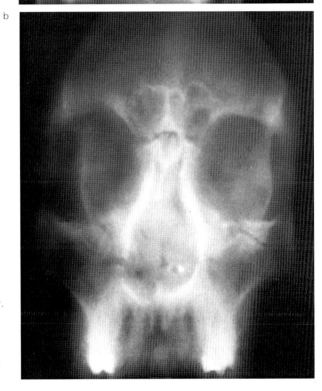

Abb. 58a u. b (20 ♀) a.-p. Tomogramme
a) 15 cm und b) 19 cm. Le-Fort-III-Fraktur.
Hohe Querfraktur des Nasenbeines (b).
Symmetrische Frakturen des Orbitabodens
(b), der Kieferhöhle medial und des harten
Gaumens paramedian rechts. Zertrümmerung des Processus pterygoideus beiderseits
(a)

b

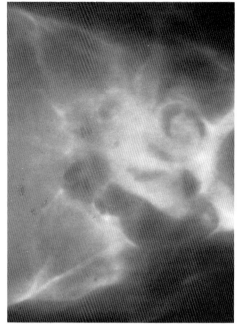

d

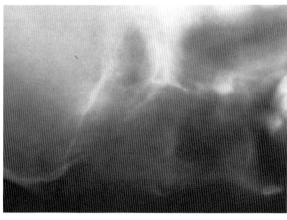

a

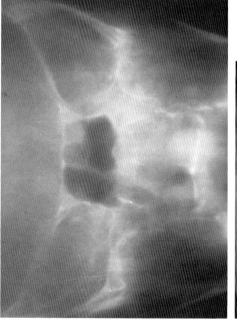

c

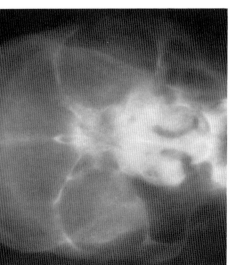

Abb. 59a–d (50 ♂) a.-p. Tomogramme a) 17 cm, b) 19 cm und c) 20,5 cm. d) Seitliches Tomogramm links. Le-Fort-III-Fraktur und Fraktur der medialen Frontobasis (Liquorrhoe). Unterbrechung der Lamina cribrosa links (b), Hämatom des Siebbeines (b u. c) und der Keilbeinhöhle (a) links. Frakturen des Orbitabodens links (c), Kieferhöhle medial (c) und lateral (b) beiderseits, der Processus pterygoidei beiderseits (a) und Sprengung der Sutura zygomaticofrontalis links. Fraktur des harten Gaumens links (c) und Einsprengung eines breiten Knochenfragmentes in die linke Kieferhöhle dorsal (d)

b

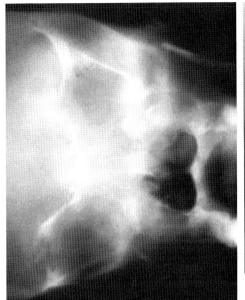

d

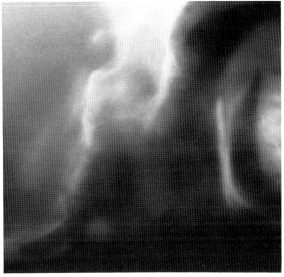

a

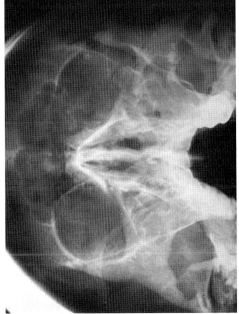

c

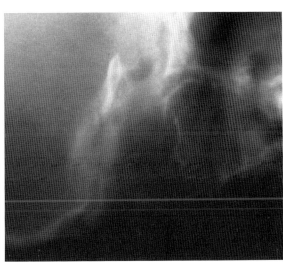

Abb. 60a—d (31 ♀) NNH a) okzipito-mental, b) a.-p. Tomogramm, c) seitliches Tomogramm 1,5 cm paramedian d) und durch die Mediane. Le-Fort-III-Fraktur der medialen und lateralen Frontobasis. Trümmerfrakturen von Lamina cribrosa (b—d), Orbitaboden beiderseits (b u. c), Orbitadach links (a) und vordere Stirnhöhle median (d). Linke Sutura zygomaticofrontalis gesprengt (a). Lamina papyracea (b) frakturiert. Alle Nasennebenhöhlen durch Hämatom verschattet

a

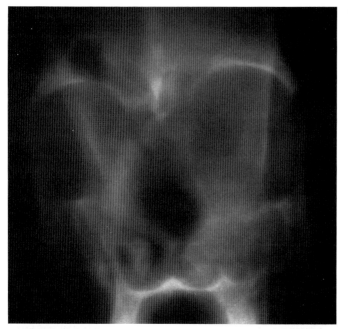

b

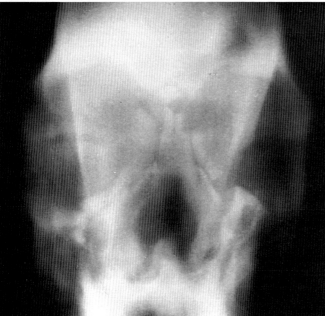

Abb. 61a u. b   (20 ♂) a.-p. Tomogramme a) 19,5 cm und b) 21 cm.
Le-Fort-III-Fraktur und Fraktur der
Frontobasis. Nach Detonationstrauma
sehr ausgedehnte Zertrümmerung von
Lamina cribrosa, Siebbein, Nasenbein,
Orbitaboden und Maxilla beiderseits.
Sutura zygomaticofrontalis links (a)
breit gesprengt. Intrakranielle Luft
rechts supraorbital. (Erblindung links,
erhebliche Visusminderung rechts)

a
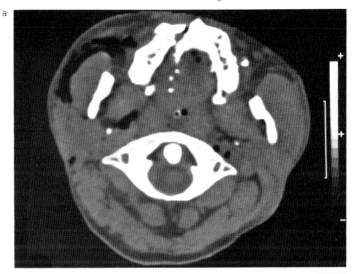

b
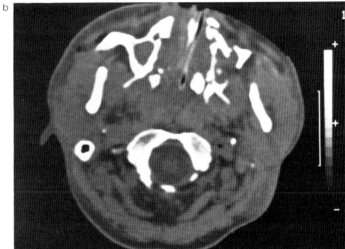

c
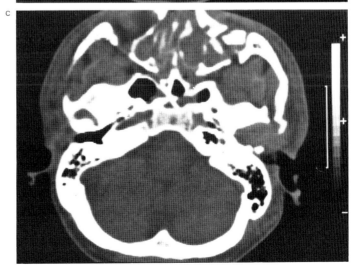

Abb. 62a—c (22 ♂) axiales CT.
Le-Fort-II-Fraktur rechts, Le-
Fort-III-Fraktur links. Fronto-
basales Trauma. Oberkieferfraktur
rechts mit Dislokation des Alveo-
larkamms und Lufteintritt in das
Weichteilgewebe (a). Fraktur der
Kieferhöhlen-Vorderwand links.
Hämatom in der Kieferhöhle
beiderseits (b). Zusätzlich Fraktur
des Orbitabodens links mit Infrak-
tion des Margo infraorbitalis (c)

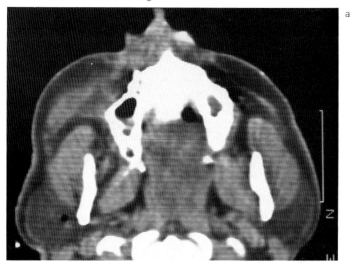

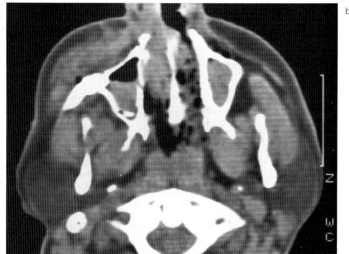

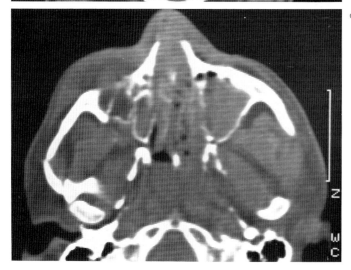

Abb. 63a–d (36 ♂) axiales CT.
Le-Fort-III-Fraktur. Frakturen des
Oberkiefers rechts (a), der medialen
und dorsalen Kieferhöhlenwand mit
Hämatom und Weichteilschwellung
(b), des Orbitabodens (c) und des
lateralen Keilbeinflügels mit Fragmentdislokation (d)

63d

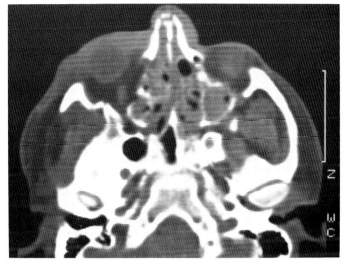

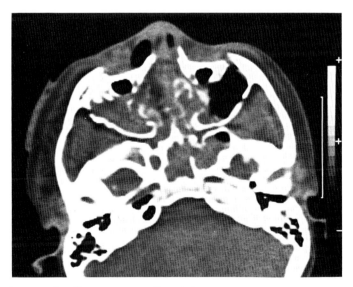

Abb. 64   (18 ♂) axiales CT. Le-Fort-III-Fraktur. Frakturen des Margo infraorbitalis beiderseits, der lateralen Kieferhöhlenwand links und der medialen Kieferhöhlenwände beiderseits. Verschattung der Nasenneben-höhlen durch Hämatom. Lufteintritt in das paranasale Weichteilgewebe

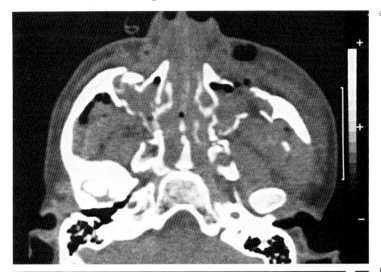

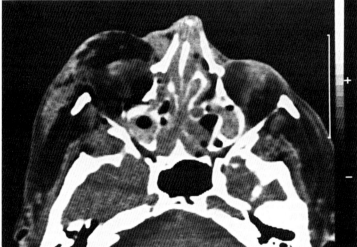

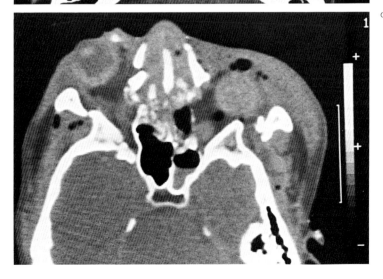

Abb. 65a–c (20 ♂) axiales CT.
Le-Fort-III-Fraktur (Mittelge-
sichts-Trümmerfraktur) mit
Destruktion sämtlicher Wand-
anteile des Sinus maxillaris, des
Sinus ethmoidalis beiderseits
und Hämatom sowie Lufteinschluß (a). Enophthalmus links,
Exophthalmus rechts sowie
Destruktion der medialen und
lateralen Orbitawand beidseits
(c)

Unterkieferfrakturen

Im Gegensatz zu den Maxillafrakturen handelt es sich bei den Unterkieferfrakturen überwiegend um Längsbrüche (Abb. 66). Man unterscheidet nach den einzelnen Unterkieferabschnitten:

- Frakturen des horizontalen Unterkieferastes (Fronto-, Eck-, Seitenzahnbereich)
- Frakturen des aufsteigenden Unterkieferastes
- Frakturen des Kiefergelenkes (mit oder ohne Luxation des Gelenkköpfchens)

Bei den Frakturen des Kiefergelenkes unterscheidet man wiederum die:

- Fraktur der Gelenkfortsatz-Basis (tiefe Gelenkfortsatz-Fraktur)
- Kollumfraktur (Gelenkfortsatz-Hals-Fraktur)
- Kondylusfraktur (Fraktur des Gelenkköpfchens)

Kardinalsymptome

- Okklusionsstörung
- Stufenbildung durch dislozierte Unterkieferfragmente
- Parästhesie der Unterlippen- und Kinnregion (N. alveolaris inferior)

Komplikationen

- Osteomyelitis nach Bruchspaltinfektion, da die dünne Gingiva häufig einreißt
- Abheilung in Fehlbißstellung

Röntgenbasisdiagnostik
abhängig von der Lokalisation der Unterkieferfraktur
Kiefergelenk und Gelenkfortsatz:
enorale Aufnahme (Panoramaaufnahme)
Aufnahme nach Schüller
schräge Unterkieferaufnahme
aufsteigender Unterkieferast und Kieferwinkel:
enorale Panoramaaufnahme
schräge Unterkieferaufnahme
seitliche Aufnahme des Gesichtsschädels

basaler Unterkieferkörper:
enorale Aufnahme (Panoramaaufnahme)
axiale Kinnaufnahme
schräge Unterkieferaufnahme

Weiterführende Diagnostik
Tomographie anterior-posterior und seitlich
Pantomographie
Computertomogramm

Röntgenbasisdiagnostik (Abb. 67a, Tab. 1)

Nach unseren Erfahrungen sind die Übersichtsaufnahmen zum Nachweis der unterschiedlichen Unterkieferfrakturen ausreichend. Sie sind in der nachfolgenden Tab. 1 aufgeführt. Ergänzende Untersuchungstechniken sind bei der Abklärung von Frakturen des Kiefergelenkes und des Gelenkfortsatzes die:

- Kiefergelenk-Vergleichsaufnahme nach *Clementschitsch*
- p.-a. excentrische Aufnahme okzipitofrontal (25° dorsokaudal nach ventrokranial)

Die Kiefergelenks-Vergleichsaufnahme zeigt sehr gut die Dislokation des Gelenkfortsatzes bzw. des Gelenkköpfchens nach medial bzw. lateral.

Die Frakturen des aufsteigenden Unterkieferastes und des Kieferwinkels können in vielen Fällen bereits mit der seitlichen Aufnahme des Gesichtsschädels erfaßt werden.

Weiterführende Diagnostik (Tab. 1)

Tomographie anterior-posterior und seitlich
(Abb. 67b u. c, 68, 70 u. 73)
In der a.-p. Tomographie können die Frakturen des horizontalen Unterkieferastes sehr gut dargestellt werden, ebenso Dislokationen des Gelenkfortsatzes und des Processus coronoideus. Frakturen des aufsteigenden Unterkieferastes und des Gelenkes sind am besten mit der seitlichen Tomographie darstellbar. Diese kann auch zu Funktionsprüfungen bei geöffnetem und geschlossenem Mund im Seitenvergleich verwendet werden.

Tabelle 1 Röntgenbasisdiagnostik und weiterführende Diagnostik bei Frakturen des Unterkiefers

Ort	Übersichtsaufnahmen					Tomographie		Pantomo-graphie*	CT
	Enorale Aufnahme*	Zahn-aufnahme	Kinn, axial	Unterkiefer, schräg	Aufnahme nach Schüller	a.-p.	seitlich		
horizontaler Unterkieferast									
Frontzahn	+	+	+	−	−	+	(+)	+	n.e.
Eckzahn	+	+	+	(+)	−	+	(+)	+	n.e.
Seitenzahn	+	+	(+)	+	−	+	(+)	+	n.e.
aufsteigender Unterkieferast und Kieferwinkel	+	−	−	+	−	(+)	+	+	+
Kiefergelenk und Gelenkfortsatz	+	−	−	(+)	+	(+)	+	+	+

*Geräte nicht in allen Röntgenabteilungen vorhanden, + = regelmäßig nachweisbar, (+) = fraglich nachweisbar,
− = nicht dargestellt, n.e. = nicht erforderlich

Pantomographie

Sie ist die beste Technik für die Darstellung der Frakturen aller Unterkieferabschnitte. Gerätemäßig steht sie jedoch vielerorts nicht zur Verfügung, da sie ein Spezialgerät für die Kieferradiologie darstellt.

Computertomographie (Abb. 69, 71 u. 72)

Die computertomographische Technik erfordert bei der Abklärung von Mandibulafrakturen obligat eine zweidimensionale Darstellung. Im Vergleich zu konventionellen Röntgenaufnahmen gelingt eine verbesserte Diagnostik bei dislozierten Frakturen, da die einzelnen Fragmente topographisch exakt zugeordnet werden können. Ebenso sind begleitende Weichteilverletzungen wie Blutungen, Gewebezerreißungen und eine Beteiligung benachbarter Organsysteme diagnostizierbar.

Für die computertomographische Darstellung gelten folgende Indikationsbereiche:

- Kollumfrakturen (Abb. 71)
- Kondylusfrakturen
- Fragmentdislokationen (Abb. 72)
- begleitende Weichteilverletzungen

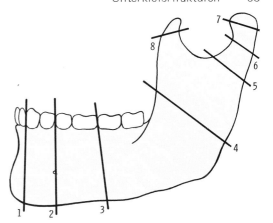

Abb. 66 Unterkiefer.
1–3 = Frakturen horizontaler Unterkieferast,
  4 = Fraktur aufsteigender Unterkieferast,
  5 = Gelenkfortsatzbasisfraktur,
  6 = Kollumfraktur,
  7 = Kondylusfraktur,
  8 = Fraktur Processus coronoideus

a

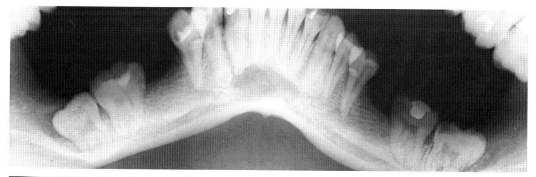

b

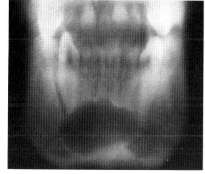

c

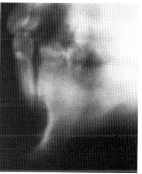

Abb. 67a–c (22 ♀) a) Panoramaaufnahme des Unterkiefers, b) a.-p. und c) seitliches Tomogramm. Längsfraktur zwischen 2. Schneidezahn und Eckzahn unten rechts. Der Frakturspalt strahlt senkrecht in eine 3 cm große mediane Unterkieferzyste ein

a

b

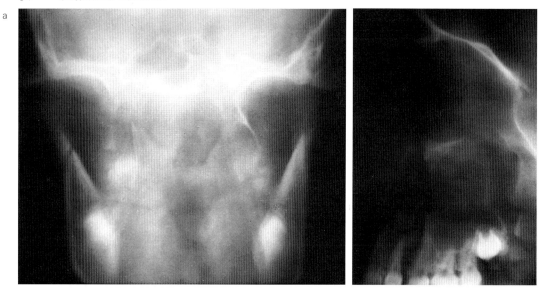

Abb. 68a u. b   (16 ♀) a) a.-p. Tomogramm und b) seitliches Tomogramm rechts. Fraktur des R. mandibulae rechts. Fraktur der Mandibula rechts oberhalb des Angulus mit 15 ° Dislokation lateralwärts (a). Zusätzlich multiple Mittelgesichtsfrakturen (Orbitaboden ventral (b), Processus pterygoideus (a), Kieferhöhlen-Hinterwand (b))

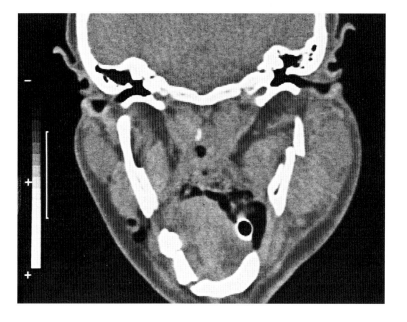

Abb. 69   (52 ♂) frontales CT. Fraktur des R. mandibulae links im mittleren Drittel mit Dislokation. Lokale Weichteilschwellung mit Hämatom (M. masseter)

a

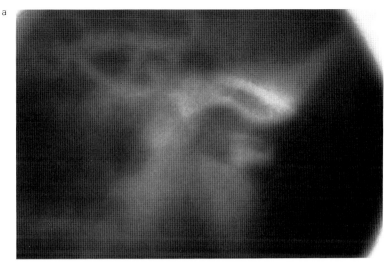

b

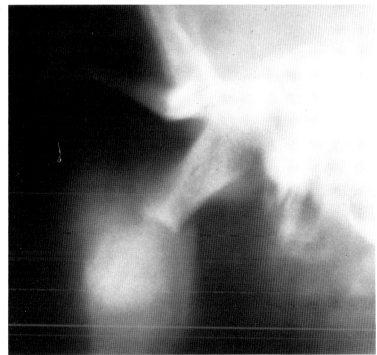

Abb. 70a u. b   (40 ♀) seitliche Tomogramme a) rechts und b) links. Mandibula-
fraktur beiderseits. Kappenförmige Absprengung des Caput mandibulae rechts (a)
(Blutung aus dem rechten Gehörgang). Querfraktur an der Basis des Processus
articularis mandibulae links (b) mit 35° Abwinkelung ventralwärts

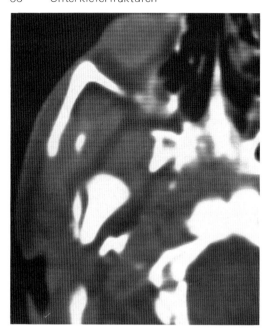

Abb. 71   (17 ♂) axiales CT mit Schichtabstand von
4 mm. Fraktur des Collum mandibulae rechts mit
Dislokation des Caput mandibulae lateralwärts.
Zusätzlich Fraktur des Condylus occipitalis rechts

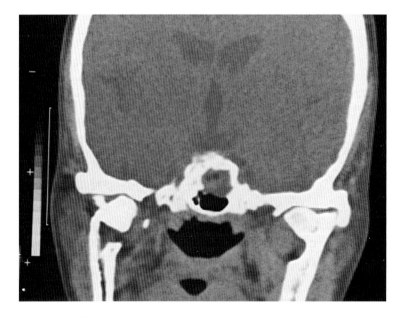

Abb. 72   (34 ♀) frontales CT. Intraartikuläres, vom Caput mandibulae
abgesprengtes Knochenfragment rechts (3 x 4 mm groß)

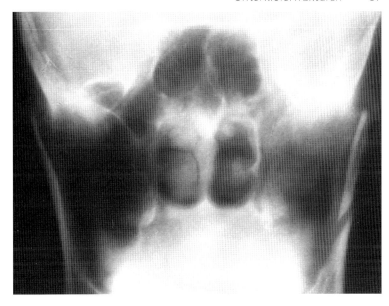

Abb. 73   (26 ♂) a.-p. Tomogramm. Fraktur des Processus coronoideus mandibulae
links (Frakturspalt 3 mm)

Verletzungen der Kopfspeicheldrüsen

Verletzungen der Kopfspeicheldrüsen im Rahmen von Gesichtsschädelverletzungen sind verhältnismäßig selten. Häufig handelt es sich um isolierte Stichverletzungen (Messer, Glasscherben), seltener um eingespießte Knochenfragmente. Überwiegend ist die Ohrspeicheldrüse betroffen. Neben Verletzungen des Drüsenparenchyms und des Gangsystems stehen gelegentlich die Verletzungen benachbarter Nerven im Vordergrund:

- N. facialis
- N. lingualis (seltener)
- N. hypoglossus (seltener)

Kardinalsymptome und Komplikationen

- Hämatom und Ödem der Drüse und der bedeckenden Weichteile
- Speichelfistel
- Fazialisparese (Glandula parotis)
- Hypoglossusparese (Glandula submandibularis, Glandula sublingualis)
- Schädigung des N. lingualis (Glandula sublingualis, Glandula submandibularis)

Röntgenbasisdiagnostik
    Unterkiefer-Schrägaufnahme
    axiale Unterkieferaufnahme
Weiterführende Diagnostik
    Sialographie der Glandula parotis und
    Glandula submandibularis
    Computertomographie

Röntgenbasisdiagnostik

Übersichtsaufnahmen sind in der Lage, Weichteilschwellungen in der Parotisloge gut darzustellen. Die Übersichtstechnik ermöglicht jedoch keinen Nachweis von Verletzungen der Ausführungsgänge (Speichelfistel) und Verletzungen des Drüsenparenchyms. Meistens wird nur routinemäßig die Unterkiefer-Schrägaufnahme durchgeführt. Die axiale Unterkieferaufnahme ermöglicht einen genauen Seitenvergleich (Schwellung etc.).

Weiterführende Diagnostik

Sialographie der Glandula parotis und Glandula submandibularis

Die Sialographie ist im frischen Stadium der Parenchymverletzung wegen der Infektionsgefahr kontraindiziert.

Technik: Nach Sondierung des Ausführungsganges erfolgt die Instillation von 1–2 ml eines wasserlöslichen Kontrastmittels bis ein leichtes Druckgefühl vom Patienten angegeben wird. Durchleuchtungsgezielte Aufnahmen folgen in seitlicher, a.-p. und schräger Einstelltechnik. Danach wird die Kontrastmittel-Entleerungszeit beobachtet.

Diagnostik: Verletzungen der Ausführungsgänge stellen sich als umschriebener Austritt des Kontrastmittels dar (Abb. 74). Verletzungen des Drüsenparenchyms sind nachweisbar als:

- Füllungsaussparung (Hämatom, Abszeß)
- Kontrastmittelextravasate (Parenchymzerreißung, Kapselrisse)
- Kontrastmittelretention (Funktionsstörung, auch als Spätfolge)

Computertomographie

Für die computertomographische Darstellung von Verletzungen der Kopfspeicheldrüsen ist die axiale Schichtführung in 4 mm Schichtdicke in der Regel ausreichend. Wichtig für die Beurteilung ist der Seitenvergleich mit der nicht betroffenen Seite. Die Möglichkeit, selbst diskrete Dichteunterschiede computertomographisch zu erfassen, bedingt die gute Diagnostik von Hämatomen und Ödem im Bereich der Drüse und der benachbarten Weichteile. Ein weiterer Vorteil ist die Darstellung von intra- bzw. paraglandulär gelegenen Fremdkörpern, wobei auch konventionell röntgenologisch nicht erfaßbare Partikel, wie z.B. Holz, dargestellt und differenziert werden können.

Die Computertomographie gilt als Methode der Wahl bei folgenden Indikationsbereichen:

- Parenchymverletzungen der Glandula parotis und Glandula submandibularis
- begleitenden Weichteilverletzungen (Hämatom) (Abb. 75)

- Nachweis von Fremdkörpern
- begleitenden Unterkieferfrakturen und dislozierten Knochenfragmenten (Abb. 72)

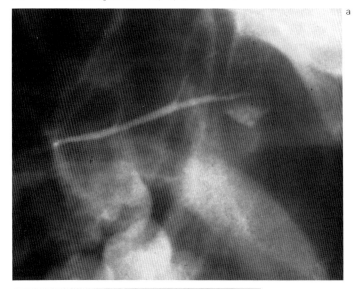

a

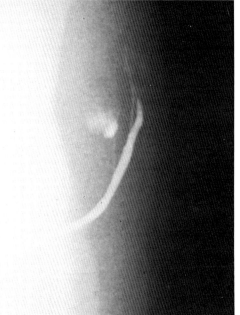

b

Abb. 74a u. b (22 ♂) Sialographie mit Zielaufnahme a) seitlich und b) a.-p. Durchtrennung des Ausführungsganges der Glandula parotis mit Kontrastmittelaustritt. (Schnittverletzung. Klinisch: Speichelfistel)

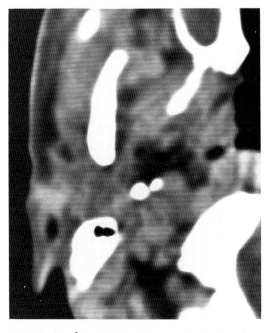

Abb. 75 (27 ♂) axiales CT. Hämatom in den lateralen Abschnitten der Glandula parotis (Trümmerfraktur des Jochbeines und des Jochbogens)

Frakturen des Schläfenbeines

Bei Schädelbasisbrüchen ist das Schläfenbein sehr häufig beteiligt. Frakturverläufe längs der Pyramidenachse (Pyramidenlängsfrakturen) schädigen vornehmlich das Mittelohr, Frakturverläufe quer zur Pyramidenachse (Pyramidenquerfrakturen) überwiegend das Innenohr. Nicht selten treten Pyramidenfrakturen doppelseitig oder auch kombiniert auf. Nach den Verkehrsunfällen stellen häusliche Unfälle, Schuß- oder Hiebverletzungen die häufigsten Ursachen für Pyramidenfrakturen dar. Im Gegensatz zu den Verkehrs- und häuslichen Unfällen (z. B. Treppensturz), bei denen eine großflächige äußere

Gewalteinwirkung via Stirn oder Hinterhaupt zu einem indirekten Berstungsbruch der Schläfenbeinpyramide führt, stellen die lokal begrenzten Schuß- oder Hiebverletzungen direkte Pyramidenbrüche dar. Sowohl bei den Längs- als auch bei den Querfrakturen kommt es häufig zu Durarissen und zu offenen Verbindungen zwischen den pneumatisierten Räumen des Mittelohres und der mittleren und hinteren Schädelgrube (offene Hirnverletzungen!). Pyramidenlängsfrakturen sind Schädelbasis-Querfrakturen, Pyramidenquerfrakturen sind Schädelbasis-Längsfrakturen.

Pyramidenlängsfraktur (Schädigung der Mittelohrräume, des Trommelfelles und des äußeren Gehörganges)

Kardinalsymptome

- Hämatotympanon durch Einblutung in die Mittelohrräume
- Trommelfellriß
- Blutung aus dem äußeren Gehörgang über den traumatischen Trommelfelldefekt
- Schalleitungs-Schwerhörigkeit nach Paukenhämatom, Gehörknöchelchenluxation und/oder Trommelfellriß
- Stufenbildung im äußeren Gehörgang durch dislozierte Knochenfragmente
- überwiegend passagere Fazialisparese (ca. 20%)

Komplikationen

- Akute und chronische Mittelohrentzündung
- Mastoiditis
- Labyrinthitis
- otogene Meningitis
- otogener Hirnabszeß
- bleibende Fazialisparese in 25% der Fälle
- Ruptur des Sinus sigmoideus
- posttraumatisches Cholesteatom als seltene Spätkomplikation

Röntgenbasisdiagnostik
  Aufnahme nach *Schüller*
  Aufnahme nach *E.G. Mayer*
  Schädelübersichtsaufnahmen posterior-anterior, seitlich und axial
  weitere Spezialeinstellungen, z. B. Aufnahme nach *Chaussé* III

Weiterführende Diagnostik
  Tomographie anterior-posterior, seitlich und in *Stenvers*-Projektion
  Computertomographie

Röntgenbasisdiagnostik (Tab. 2)

Von den zahlreichen Spezialaufnahmen ist die Aufnahme nach *Schüller* (Abb. 77a u. 78) am wichtigsten. Auf der Aufnahme nach *E.G. Mayer* (Abb. 77b) ist der Frakturverlauf durch das Antrum, Epitympanon und den äußeren Gehörgang besonders gut darstellbar. Die Schädelübersichtsaufnahmen, die initial im Rahmen der allgemeinen Frakturdiagnostik durchgeführt werden, zeigen in vielen Fällen schon den Frakturverlauf in der Schläfenbeinschuppe. Impressionsfrakturen in der Nachbarschaft des Schläfen-

Tabelle 2 Übersichtsaufnahmen und Tomographie bei Pyramidenlängsfrakturen

Ort der Fraktur		Übersichtsaufnahmen			Tomographie	
		nach *Schüller*	nach *E.G. Mayer*	a.-p.	seitlich	*Stenvers*-Projektion
äußerer Gehörgang	obere/untere Wand	(+)	(+)	+	ø	?
	vordere/hintere Wand	(+)	+	ø	+	ø
Gehörknöchelchen	Luxation Hammer-Amboß-Gelenk	ø	ø	+	(+)	+
	Amboß-Steigbügel-Gelenk	ø	ø	ø	ø	ø
	Fraktur Hammer	ø	ø	+	(+)	+
	langer Amboßschenkel	ø	ø	ø	ø	ø
	Steigbügel	ø	ø	ø	ø	ø
	Dislokation langer Amboßschenkel, 2–3 mm	ø	+	(+)	(+)	(+)
	Hammer-Amboß-Gelenk, 1–2 mm	ø	+	+	+	+
Dach	Paukenhöhle	(+)	(+)	(+)	(+)	(+)
	Antrum	(+)	(+)	+	(+)	+
Mastoidzellen		ø	(+)	(+)	+	+
Fazialiskanal	normale Darstellung äußeres Knie	ø	ø	37%	62%	60%
(100 Gesunde)	Mastoidal	ø	ø	63%	78%	86%
	Fraktur direkt äußeres Knie	ø	ø	0–10%	0–10%	?
	mastoidal	ø	ø	10–20%	10–20%	?
	indirekt äußeres Knie	ø	ø	(+)	(+)	ø
	nachweisbar mastoidal	ø	ø	ø	(+)	(+)

+ = regelmäßig nachweisbar, (+) = fraglich nachweisbar, ø = in der Regel nicht nachweisbar

beines sind auf den Übersichtsaufnahmen ebenso gut diagnostizierbar. Von den weiteren Spezialaufnahmen dient die Aufnahme nach *Chaussé* III der genauen Erfassung von Frakturlinien im Epitympanon und ihrem Verlauf in Richtung Fazialiskanal, äußerer Gehörgang und mediale Paukenwand.

Grenzen der Übersichtsaufnahmen
Folgende Verletzungen sind nicht nachweisbar:

- Frakturen des Fazialiskanales
- Luxationen und Frakturen der Gehörknöchelchen (Abb. 81)

Weiterführende Diagnostik (Tab. 2)

Tomographie anterior-posterior, seitlich und in Stenvers-Projektion

Die Tomographie ist zur Abklärung folgender Befunde indiziert:

- Traumatische Fazialisparese (Abb. 78 u. 91)
- erhebliche Schalleitungs-Schwerhörigkeit (Abb. 82, 83, 84 u. 88)
- Liquorrhoe aus der mittleren Schädelgrube (Dach der Paukenhöhle und des Antrum mastoideum, Abb. 79) und der hinteren Schädelgrube (Mastoid)
- Kiefersperre bei negativem und/oder fraglich pathologischem Übersichtsbild (Abb. 80)
- Fremdkörperverlagerung in die Mittelohrräume (Abb. 89–91).

Grenzen der Tomographie
Fazialiskanal (Abb. 76b): Da der Kanal schon normalerweise je nach Projektion nur in 37–62% (äußeres Knie) bzw. 62–68% (mastoidaler Verlauf) zur Darstellung gelangt (*Frey* u. *Theopold*

1981, *Heider* 1974) und „Störlichter" benachbarter Mastoidzellen Frakturlinien vortäuschen können, sind die meisten Frakturen auch tomographisch *nicht direkt darstellbar*. Oft kann man jedoch *indirekt aus dem Frakturverlauf* auf die Verletzungsstelle am Ganglion geniculi, äußerem Knie oder in der mastoidalen Verlaufsstrecke schließen.

Gehörknöchelchen. Nicht nachweisbar sind die Frakturen des Steigbügels, des langen Amboßschenkels und die Luxation des Amboß-Steigbügel-Gelenkes ohne Dislokation des langen Amboßschenkels um mindestens 2 mm. Die Verletzungen des Amboß-Steigbügel-Gelenkes sind jedoch 10mal häufiger (schwächster mechanischer Teil!) als die Verletzungen zwischen Hammer und Amboß. Luxationen des Hammer-Amboß-Gelenkes sind tomographisch fast immer nachweisbar, wenn die Dislokation mehr als 1–2 mm beträgt.

Computertomographie

Die hochauflösende Computertomographie ist geeignet, folgende Verletzungen gut darzustellen (*Shaffer* u. *Haughton* 1980, *Valavanis* u. Mitarb. 1986):

- Frakturlinien durch das Dach der Paukenhöhle und des Antrum mastoideum
- Frakturen des äußeren Gehörganges (Abb. 85)
- Luxationen des Hammer-Amboß-Gelenkes (Abb. 86)
- Dislokationen des langen Amboßschenkels
- Frakturen von Hammer und Amboß (selten)
- Hämatom in der Paukenhöhle (Abb. 85)
- begleitende Verletzungen des Kiefergelenkes

Pyramidenquerfraktur (Schädigung des Innenohres und des inneren Gehörganges) (Abb. 76)

Kardinalsymptome

- Schallempfindungs-Schwerhörigkeit, häufig bis zur Ertaubung reichend
- Schwindel und Spontannystagmus
- Fazialisparese in ca. 50% der Fälle, überwiegend als Sofortlähmung
- Otoliquorrhoe via Tube in den Nasen-Rachen-Raum

Komplikationen

- überwiegend irreversible Fazialisparese
- überwiegend irreversible Schädigung des Hör- und Gleichgewichtsorganes
- Labyrinthitis
- otogene Meningitis
- otogener Hirnabszeß

Tabelle 3 Übersichtsaufnahmen und Tomographie bei Pyramidenquerfrakturen

Fraktur		Übersichtsaufnahmen	Tomographie (2 mm Schichtabstand)
Breite	Ort	nach *Stenvers* Schädel a.-p., seitlich und axial nach *E.G. Mayer*	nach *Stenvers*- und a.-p. Tomographie
1,0–2,0 mm	Pyramidenspitze	+	+
	innerer Gehörgang	+	+
	Labyrinth	(+)	+
	lateral der Eminentia arcuata	(+)	+
−1,0 mm	Pyramidenspitze	ϕ	+
(haarförmig)	innerer Gehörgang	(+)	+
(Mikrofrakturen)	Labyrinth	ϕ	(+)
	lateral der Eminentia arcuata	ϕ	(+)

+ = regelmäßig nachweisbar, (+) = fraglich nachweisbar, ϕ = in der Regel nicht nachweisbar

Röntgenbasisdiagnostik
    Aufnahme nach *Stenvers*
    Schädelübersichtsaufnahmen posterior-anterior, seitlich und axial
    eingeblendete Vergleichsaufnahme der Schläfenbeine posterior-anterior
    weitere Spezialeinstellungen, z.B. schräge frontookzipitale Vergleichsaufnahme der Schläfenbeine (35°, *Altschul-Uffenorde*)

Weiterführende Diagnostik
    Tomographie anterior-posterior und in *Stenvers*-Projektion
    Computertomographie

Röntgenbasisdiagnostik (Tab. 3)

Von den zahlreichen Spezialaufnahmen ist am wichtigsten die Aufnahme nach *Stenvers*. Mit ihr können etwa 50% aller Querfrakturen nachgewiesen werden (*Müller* u. *Edel* 1976). Besonders gut lassen sich nachweisen Frakturverläufe durch:

● inneren Gehörgang (Abb. 98a)
● Labyrinth (Abb. 98a)
● Pyramidenspitze (seltene Frakturstelle)

Die Schädelübersichtsaufnahmen, die häufig initial im Rahmen der allgemeinen Unfalldiagnostik des Schädels durchgeführt werden, zeigen in vielen Fällen schon den Frakturverlauf durch das Labyrinth. Am besten werden diese Frakturverläufe mit der axialen Schädelaufnahme erfaßt. Die eingeblendete Vergleichsaufnahme

der Schläfenbeine anterior-posterior und schräg ergänzen die Schädelübersichtsaufnahmen posterior-anterior; sie ermöglichen insbesondere eine kontrastreichere Darstellung der Frakturlinien.

Mit der Übersichtstechnik sind folgende Frakturen nicht nachweisbar:

● „Mikrofrakturen" im Labyrinth
● Frakturen unter 1 mm Breite (innerer Gehörgang, Pyramidendach und Mastoidzellen)
● Frakturen am Ganglion geniculi (häufigste Läsion des N. facialis)
● Frakturen des tympanalen Fazialiskanals

Weiterführende Diagnostik (Tab. 3)

Tomographie anterior-posterior und in Stenvers-Projektion

Die Tomographie ist indiziert bei negativem Übersichtsbild und bei klinischem Verdacht auf eine traumatische Genese folgender Krankheitsbilder:

● Fazialisparese (Abb. 92, 93 u. 96)
● Labyrinthausfall (Abb. 93–95 u. 98b)
● Liquorrhoe (Abb. 79)

Grenzen der Tomographie
Fazialiskanal (Abb. 76b): Frakturlinien am *Ganglion geniculi* (Abb. 96), der häufigsten Verletzungsstelle (*Müller* u. *Edel* 1976) sind gegenüber pneumatisierten Zellen manchmal nicht oder nur sehr erschwert abgrenzbar (*Frey* u. *Theopold* 1981).

Frakturen des tympanalen Fazialiskanals entlang der medialen Wand der Paukenhöhle sind gegenüber normalen anatomischen „Dehiszenzen" meist nicht abgrenzbar.

Frakturen am äußeren Knie und in der mastoidalen Verlaufsstrecke können oft nicht direkt nachgewiesen werden, so daß nur indirekt aus dem Frakturverlauf auf eine Schädigung des Fazialiskanales geschlossen werden kann.

Labyrinthfrakturen: „Mikrofrakturen" (Abb. 92–95) können auch tomographisch trotz Schichtabständen von 1–2 mm dem Nachweis entgehen, so daß mit 10–20% nicht erkennbaren Querfrakturen des Schläfenbeins zu rechnen ist.

Computertomographie

Die computertomographische Darstellung in „high resolution" Technik (Hochauflösungstechnik) und 1 mm dünner Schichtwahl ermög-licht eine verbesserte Detailauflösung sowie eine exaktere Darstellung normaler und pathologischer Schläfenbeinstrukturen (*Imhof* u. Mitarb. 1984, *Valavanis* u. Mitarb. 1986). Im Vergleich zur konventionellen Tomographie erweisen sich die übersichtlichere Darstellung und die Möglichkeit zur dreidimensionalen Rekonstruktion in jeder beliebigen Schichtorientierung als vorteilhaft. Des weiteren können in einem Untersuchungsgang begleitende Verletzungen sowie ein Frakturverlauf durch benachbarte Regionen abgeklärt werden.

Eine Indikation zur Computertomographie stellen folgende Frakturverläufe dar (Abb. 97):

- Frakturlinien durch das Labyrinth in mediolateraler Richtung (axiale Schichtebene)
- Frakturlinien durch das Labyrinth in kraniokaudaler Richtung

a

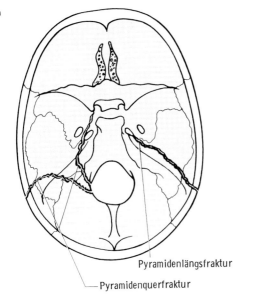

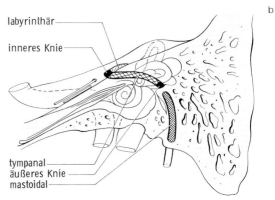

b

labyrinthär

inneres Knie

Pyramidenlängsfraktur

Pyramidenquerfraktur

tympanal
äußeres Knie
mastoidal

Abb. 76a u. b   a) Schläfenbeinfrakturen, b) Temporaler und extratemporaler Verlauf des N. facialis

a

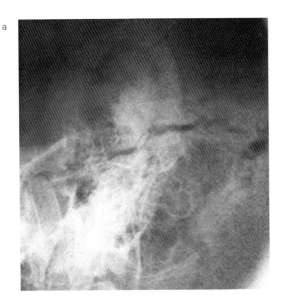

b

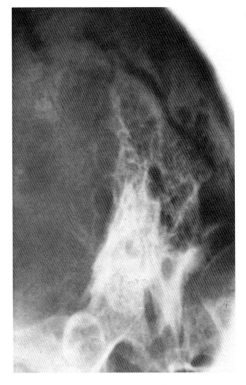

Abb. 77a u. b.   (52 ♂) Aufnahmen a) nach *Schüller*
und b) *E.G. Mayer.* Längsfraktur mit horizontalem
Frakturverlauf durch die lateralen Cellulae mastoideae
ohne Beteiligung des Cavum tympani und Labyrinth-
blocks. (Von Auto angefahren. Commotio cerebri.
Gehörgangsblutung)

a

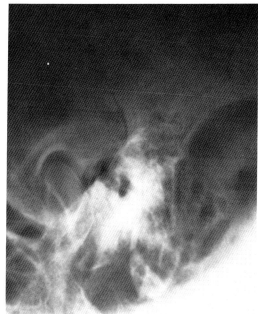

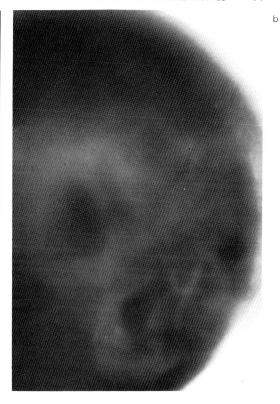

b

Abb. 78a u. b (43 ♂) a) Aufnahme nach *Schüller* und
b) seitliches Tomogramm. Längsfraktur. Senkrecht
von oben in den Meatus acusticus externus einstrah-
lende Frakturlinie. (Commotio cerebri, Gehörgangsblutung, vorübergehende Fazialisparese)

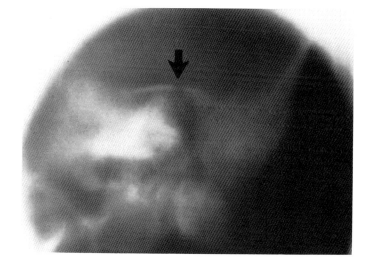

Abb. 79 (46 ♂) a.-p. Tomogramm. Fraktur des Tegmen antri
(Pfeil) mit senkrechtem Frakturverlauf zum Cavum tympani und
zur Gehörgangswand. (Gehörgangsblutung, Liquorrhoe)

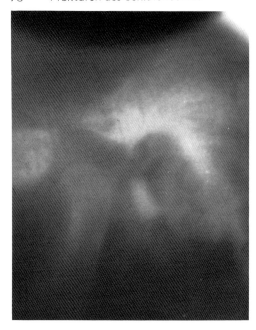

Abb. 80 (15 ♂) seitliches Tomogramm. Längsfraktur mit breiter Aussprengung der vorderen Gehörgangswand

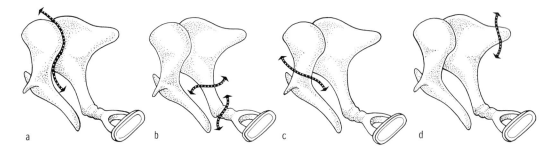

a   b   c   d

Abb. 81a–d Hauptsächliche Ossikulaverletzungen. a) Luxation im Hammer-Amboß-Gelenk, b) Fraktur des Crus longum incudis, Luxation des Amboß-Steigbügel-Gelenks, c) Fraktur des Malleus, d) Fraktur des Crus breve incudis

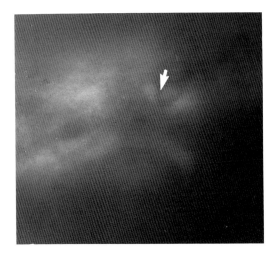

Abb. 82 (8 ♂) „Stenvers"-Tomogramm. Luxation des Hammer-Amboß-Gelenks mit 2 mm breitem Spalt zwischen Caput mallei und Corpus incudis. (Hochgradige Leitungsschwerhörigkeit, Gehörgangsblutung, Fazialisparese. Operation: 1–2 mm große Verschiebung zwischen Caput mallei und Corpus incudis. Amboß-Steigbügel-Gelenk unversehrt)

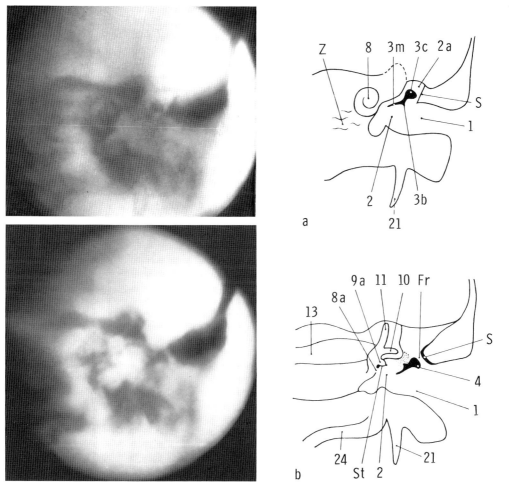

Abb. 83a u. b (31 ♂) a.-p. Tomogramme a) 10,0 cm und b) 9,5 cm. Luxation des Hammer-Amboß-Gelenks mit Dislokation des Inkus kaudalwärts (4) und Verlagerung des Manubrium mallei (3 m) medialwärts. (Operation: Malleus und Inkus breit auseinandergesprengt mit Verlagerung entsprechend dem Tomogramm). 1 = Meatus acusticus externus, 2 = Cavum tympani, 2a = Recessus epitympanicus, 3b = Processus brevis mallei, 3c = Caput mallei, 3m = Manubrium mallei quergelagert, 4 = Inkus kaudalwärts disloziert, 8 = Kochlea, 8a = Kochlea, Basalwindung, 9a = Fenestra vestibuli, 10 = Canalis semicircularis lateralis, 11 = Canalis semicircularis superior, 13 = Meatus acusticus internus, 21 = Processus styloideus, 24 = Os occipitale, Fr = Frakturlinien, S = Knochenabsprengung an der lateralen Attikwand, St = Stapes. Verbindung zum Crus longum incudis unterbrochen, Z = Cellulae hypotympanicae

Abb. 84 Tomogramm in Stenvers-Projektion Längs-fraktur des Schläfenbeins mit Luxation des Hammer-Amboß-Gelenkes. Der lateralwärts projizierte Inkus ist gegenüber dem Hammerkopf waagrecht nach außen zur lateralen Attikwand disloziert. Der Hammerkopf steht 2 mm höher als das Corpus incudis. Operation: Der Hammer war um 1—2 mm kranialwärts verschoben, das Hammer-Amboß-Gelenk breit auseinandergesprengt. Die Articulatio incudo-stapedia war intakt. Dies ist selten, da in den meisten Fällen das schwächere Amboß-Steigbügel-Gelenk zuerst bricht

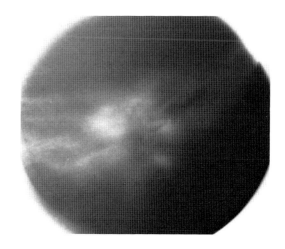

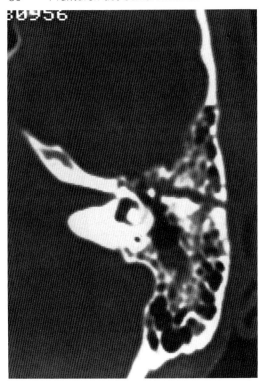

Abb. 85   (29 ♂) axiales CT. Schläfenbein-Längsfraktur mit lateromedialem Verlauf von der Squama temporalis zum Cavum tympani. Verschattung der Cellulae mastoideae (Einblutung)

a

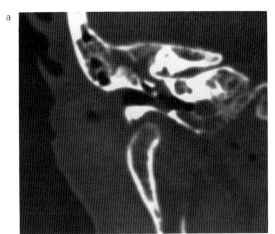

b

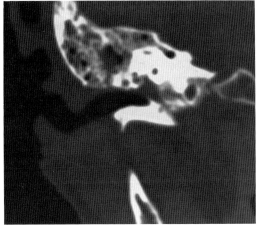

Abb. 86a u. b   Koronares CT, hochauflösend. Felsenbein-Längsfraktur mit Luxation der Gehörknöchelchen. Frakturverlauf entlang der Pyramidenlängsachse mit Beteiligung epitympanaler Abschnitte. Dislokation des Inkus nach abwärts und Sprengung der Articulatio incudomalleolaris

Abb. 87   (53 ♂) axiales CT. Hirnabszeß in der linken ▶
Schädelgrube links mit ringförmig kontrastmittelauf-
nehmendem Randsaum (Abszeßmembran) und zentralen Lufteinschlüssen. (otogener Hirnabszeß)

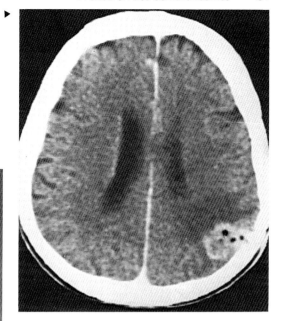

a

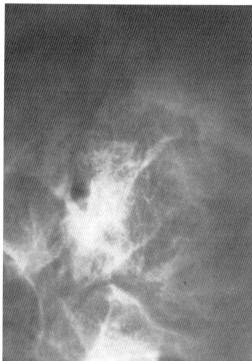

Abb. 88a u. b   (45 ♂) a) Aufnahme nach *Schüller*
und b) a.-p. Tomogramm. Frakturfolge: Posttraumatisches Cholesteatom 6 Jahre nach laterobasaler Frak-
tut (a) mit randständigem Trommelfelldefekt.
Resorption von Malleus und Inkus (b)

b

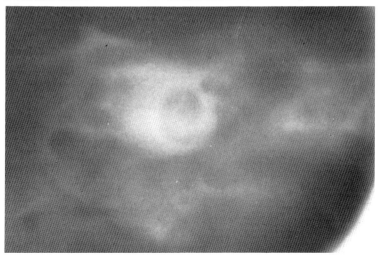

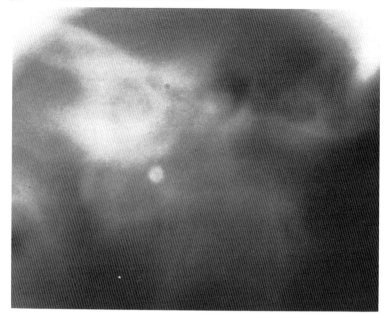

Abb. 89   (40 ♂) a.-p. Tomogramm. Fremdkörper (,,Schweißperle''). 2,5 mm
große, rundliche Metalleinlagerung im Recessus hypotympanicus am Eingang der
Tuba auditiva

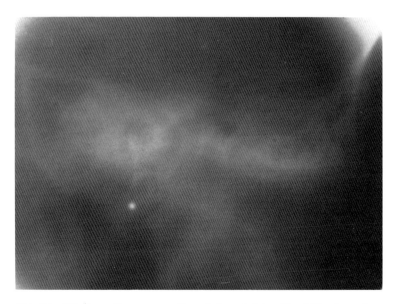

Abb. 90   (33 ♂) a.-p. Tomogramm. Fremdkörper (,,Schweißperle'') mit nur 1 mm
Durchmesser in der Tuba auditiva

a

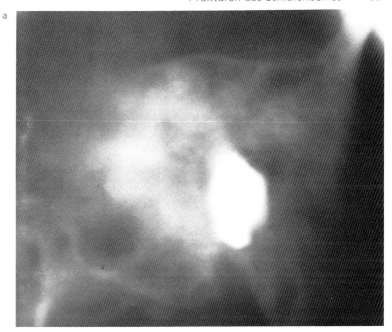

b

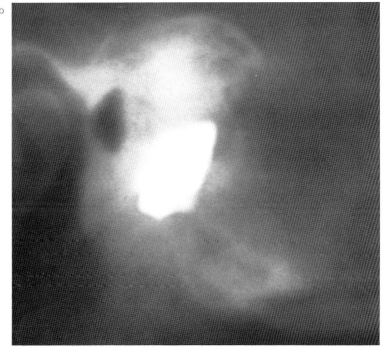

Abb. 98a u. b   (45 ♂) a) a.-p. und b) seitliches Tomogramm. Fremdkörper
(Granatsplitter). 2 x 1 cm großer Metallfremdkörper an der dritten Teilstrecke
des Canalis facialis 0,5 cm oberhalb des Foramen stylomastoideum (a).
(Fazialisparese)

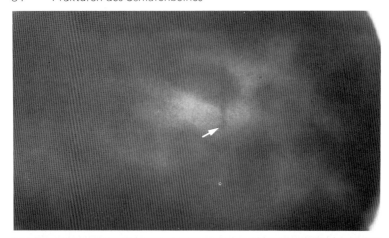

Abb. 92   (36 ♂) „Stenvers"-
I omogramm. Querfraktur
durch das laterale Drittel des
Meatus acusticus internus.
Durchsetzung des Promon-
toriums (Pfeil). Ausstrahlung
in die Fossa jugularis. (Taubheit und Fazialisparese.
„Stenvers"-Übersichtsauf-
nahme negativ)

a

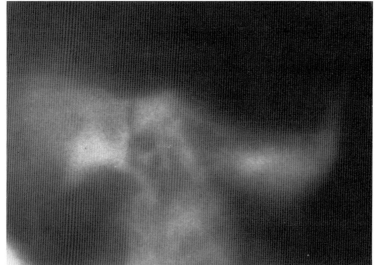

b

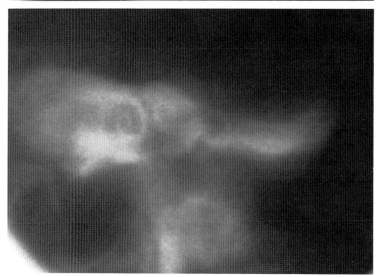

Abb. 93a u. b   (48 ♂) a.-p.
Tomogramme a) 9,4 cm und
b) 10,2 cm. Querfraktur dor-
sal-medial am Vestibulum
labyrinthi (a) und ventral-
lateral an der Kochlea (b)
(= 1. Teilstrecke des Canalis
facialis). (Taubheit und
Fazialisparese)

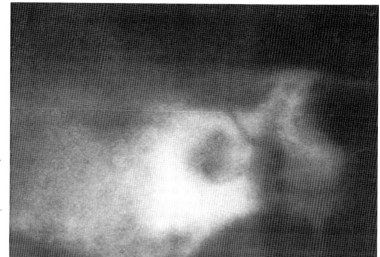

Abb. 94   (29 ♂) ,,Stenvers''-
Tomogramm. Schräg nach
lateral-kaudal ziehende Fraktur
zwischen Kochlea und Vestibulum labyrinthi in unmittel-
barer Nähe des Ganglion
geniculi. (An Taubheit grenzen-
de Schwerhörigkeit, Fazialis-
schwäche, Gleichgewichts-
störungen. ,,Stenvers''-Über-
sichtsaufnahme negativ)

a

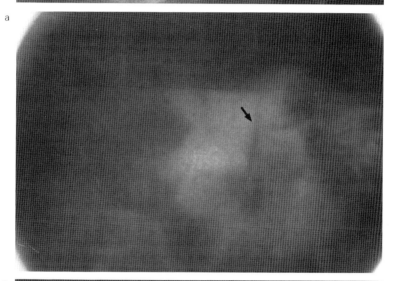

b

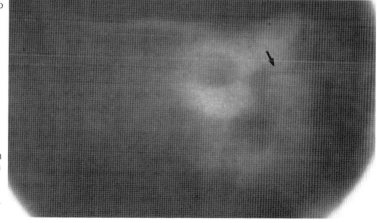

Abb. 95a u. b   (23 ♂) a) a.-p.
und b) ,,Stenvers''-Tomo-
gramm. Querfraktur durch die
dorsalen Anteile des Vestibulum labyrinthi (a) (Pfeil) zum
Foramen jugulare mit lateralem
Frakturausläufer zum Antrum
mastoideum (b) (Pfeil) (Faszia-
lisparese und kompletter Innen-
ohrausfall)

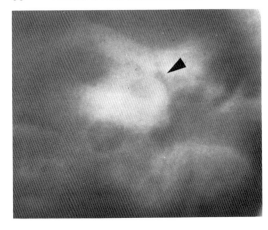

Abb. 96   (21 ♂) a.-p. Tomogramm. Querfraktur. Haarförmige Frakturlinie am Pyramidendach in Richtung zur 1. Teilstrecke des Canalis facialis. (Pfeil) (Nach Arbeitsunfall Taubheit und Paresen N V I und V II. Operative Exploration: Darstellung der Frakturlinie über dem N. petrosus superficialis major am Ganglion geniculi. Freilegung und Dekompression des N. facialis)

a
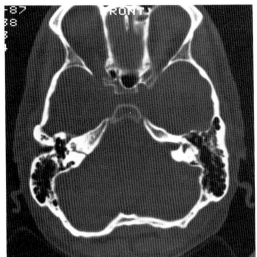
b
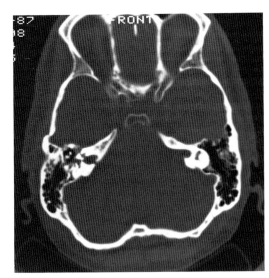

Abb. 97a u. b   Axiales CT. Felsenbein-Querfraktur mit Labyrinthbeteiligung. Frakturlinie parallel zum Meatus acusticus internus ziehend mit Dislokation. Frakturverlauf dorsal der Kochlea. Keine Beteiligung tympanaler Strukturen, Ossikula regelrecht

a
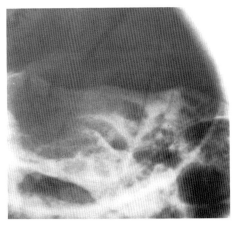
b
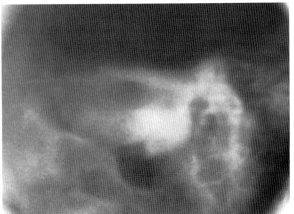

Abb. 98a u. b   (29 ♂) a) Aufnahme nach Stenvers und b) „Stenvers"-Tomogramm. Querfraktur medial von der Eminentia arcuata (a). Senkrechte Frakturlinie durch das Vestibulum labyrinthi zur Fossa jugularis (b). (Taubheit nach Verkehrsunfall, keine Fazialisparese)

Stumpfes und offenes Halstrauma

Sowohl bei der offenen Halsverletzung als auch bei dem stumpfen Trauma kann das knorpelige Kehlkopfgerüst geschädigt werden. Submuköse Hämatome, Luftemphyseme, dislozierte Knorpel (Aryknorpel) bzw. Knorpelfragmente oder gar ein Abriß des Kehlkopfes von der Trachea können binnen kürzester Zeit zu lebensbedrohlichen Situationen führen. Bei Eröffnung der großen Halsgefäße (V. jugularis interna, A. carotis) kommt nicht selten jede Hilfe zu spät (Luftembolie, Verblutung).

Kardinalsymptome

- zunehmende in- und exspiratorische Atemnot durch Kehlkopfödem, Hämatom und/oder dislozierte Knorpelfragmente
- Heiserkeit
- Dysphagie bei Mitverletzung von Hypopharynx und/oder zervikalem Ösophagus
- Schwellung der Weichteile und Verstreichen der Kehlkopfstrukturen

Komplikationen

- Erstickung
- Aspirationspneumonie
- Luftembolie bei Verletzung der V. jugularis interna
- Ruptur der A. carotis mit stark spritzender Blutung bei gleichzeitiger Eröffnung des bedeckenden Weichteilmantels oder ausgedehntes Hämatom der Halsweichteile mit Kompression lebenswichtiger Strukturen (A. carotis interna, Trachea)
- Parese des N. vagus bzw. des N. recurrens mit Ausfall der inneren Kehlkopfmuskeln der betroffenen Seite (Stimmlippenstillstand in Paramedianstellung)
- Laryngo-Tracheal-Stenose
- Ösophagusstenose
- Tracheoösophageale Fistel

Röntgenbasisdiagnostik
  Halsweichteilaufnahme seitlich
  Halsweichteilaufnahme posterior-anterior
  durchleuchtungsgezielte Aufnahmen
  Kontrastmitteldarstellung des Ösophagus

Weiterführende Diagnostik
  Tomographie anterior-posterior und seitlich
  Computertomographie

Röntgenbasisdiagnostik (Tab. 4)

Halsweichteil-Aufnahme seitlich

Sie zeigt:

- Lufteinschlüsse in die Weichteile (paralaryngeal, prävertebral) (Abb. 99a)
- Zertrümmerungen des Larynxskelettes, insbesondere Dislokationen des Ringknorpels

Diese Verletzungen führen allerdings häufig zu Notfallsituationen, so daß sie nur selten in diesem Stadium zur Röntgenuntersuchung gelangen; ähnliches gilt für Einrisse und Abrisse der Trachea.

Nicht regelmäßig dargestellt werden können:

- Frakturen des Zungenbeins
- Frakturen des Ringknorpels mit stufiger Versetzung von weniger als 2 mm

Nicht erfaßbar sind:

- Frakturen des Ringknorpels ohne Stufenbildung
- Frakturen des Zungenbeins ohne Dislokation
- Frakturen der Aryknorpel
- Frakturen des Schildknorpels ohne Dislokation
- intralaryngeale Weichteilschwellungen

Halsweichteil-Aufnahme posterior-anterior

Diese Halsweichteil-Aufnahme ermöglicht die Darstellung von:

- Lufteinschlüssen in die Weichteile paralaryngeal, mit guter Seitenlokalisation

Tabelle 4 Übersichtsaufnahmen, Tomographie und Ösophagus-Kontrastmitteldarstellung beim stumpfen Halstauma

Verletzungsstelle		Übersichtsaufnahme p.-a.	seitlich	Tomogramm a.-p.	seitlich	Kontrast-mittelschluck
Larynx	Zungenbein	(+)	(+)	+	(+)	φ
Fraktur	Schildknorpel	(+)	φ	+	φ	φ
	Ringknorpel	φ	(+)	φ	(+)	(+)
	Aryknorpel	φ	φ	φ	(+)	(+)
Hämatom	Processus vocalis	φ	φ	+	φ	φ
	Taschenband	φ	φ	+	φ	φ
	Sinus Morgagni	φ	φ	+	φ	φ
Lufteinschluß	prävertebral	φ	+	φ	+	+
	prälaryngeal	φ	+	φ	+	φ
	paralaryngeal	+	φ	+	φ	(+)
Pharynx	Asymmetrie	(+)	(+)	+	φ	+
	Epiglottis	φ	+	φ	+	+
	Schluckstörung	φ	φ	φ	φ	+
Ösophagus	Perforation	φ	φ	φ	φ	+
	Trachealfistel	φ	φ	φ	φ	+
	Stenose	φ	φ	φ	φ	+

+ = regelmäßig nachweisbar, (+) = fraglich nachweisbar, φ = nicht nachweisbar

- Frakturen des Schildknorpels mit Dislokation ab 2 mm
- Frakturen des großen Zungenbeinhorns mit Dislokation
- Weichteilschwellungen mit und ohne Verlagerung von Larynx und Trachea

Nicht regelmäßig erfaßt werden können:

- Frakturen des Schildknorpels mit stufiger Versetzung von weniger als 2 mm
- Frakturen des Zungenbeins mit stufiger Versetzung von 1–2 mm

Nicht darstellbar sind:

- Frakturen des Schildknorpels ohne Dislokation
- Frakturen des Zungenbeins ohne Dislokation
- intralaryngeale Weichteilschwellungen
- Frakturen der Aryknorpel

Durchleuchtungsgezielte Aufnahmen

Die durchleutungsgezielten Aufnahmen dienen zur:

- Prüfung der Larynx- und Tracheabeweglichkeit beim Schluckakt
- Funktionsprüfung des Hypopharynx beim Preß- und Saugversuch

- Überprüfung und genaueren Lokalisation der auf den Übersichtsaufnahmen festgestellten Lufteinschlüsse (paralaryngeal, prälaryngeal und prävertebral)
- eingeblendeten und damit aufnahmetechnisch darstellbaren Erfassung verdächtiger pathologischer Strukturen (Frakturen, Hämatome) im Übersichtsbild
- bestmöglichen Projektion von Frakturen des Zungenbeins und des Larynx in Ergänzung zur Darstellung in den Übersichtsaufnahmen

Kontrastmitteldarstellung des Ösophagus

Verletzungen des Ösophagus einschließlich ösophagotrachealer Fisteln können nur durch den Ösophagus-Kontrastmittelschluck erfaßt werden. Dieser dient auch zum Nachweis und zur weiteren Differenzierung von Asymmetrien beim Schluckakt, von Schluckstörungen, sekundären Narbenverziehungen und Stenosen in Pharynx und Ösophagus.

Weiterführende Diagnostik (Tab. 4)

Tomographie anterior-posterior und seitlich

Bei Verletzungen des inneren Larynx, Pharynx und Ösophagus reichen die Übersichtsaufnahmen in der Regel nicht aus. Von den Frakturen des

Kehlkopfskeletts werden häufig nur die Frakturen des Schildknorpels (mit Dislokation) sichtbar.

Die a.-p. Tomographie zeigt sehr gut:

- intralaryngeale Weichteilschwellungen (Stimmlippe, Taschenfalte, aryepiglottische Falte) (Abb. 99b u. 100)
- intratracheale Weichteilschwellungen
- Weichteilschwellungen im Recessus piriformis (Abb. 100)
- paralaryngeale Lufteinschlüsse (Abb. 99b)
- Frakturen des Schildknorpels mit Stufen ab 1−2 mm
- Frakturen des Zungenbeinkörpers und des großen Zungenbeinhorns mit Dislokation

Die seitliche Tomographie wird beim stumpfen Halstrauma nur selten durchgeführt, da sie gegenüber der seitlichen Übersichtsaufnahme kaum eine weitere Information erbringt.

Computertomographie

Die Computertomographie stellt die Methode der Wahl dar zur Diagnostik von zervikalen und laryngealen Weichteilverletzungen (Ödem, Hämatom) sowie Frakturen und Dislokationen des knorpelig-knöchernen Kehlkopfgerüstes.

In den einzelnen Kehlkopfetagen können die folgenden Verletzungsfolgen gut dargestellt werden:

Supraglottis (Abb. 102)
Verletzungen der Epiglottis, der aryepiglottischen Falten und der Taschenfalten (*Mödder* u. Mitarb. 1979):

- lokales Ödem, Hämatom
- Frakturen und Dislokationen des Zungenbeines

Glottis (Abb. 102)

- Frakturen und Dislokationen des Schildknorpels (*Mancuso* u. *Hanafee* 1979, *Valvassori* u. Mitarb. 1982)
- Verletzungen der Stimmlippen, insbesondere Auftreibung durch Ödem und Hämatom
- Luxationen der Aryknorpel

Subglottis und zervikale Trachea (Abb. 101)

- Frakturen des Ringknorpels (medial, dorsal) (*Valvassori* u. Mitarb. 1982)
- Ein- und Abrisse der Trachea
- Stenosen (Hämatom, Ödem, Narben, Tracheomalazie)

a

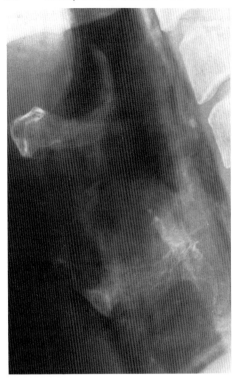

b

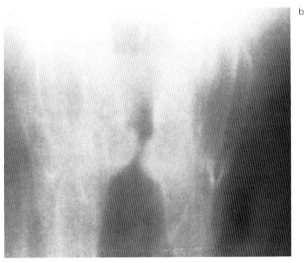

Abb. 99a u. b   (55 ♂) a) Halsweichteile seitlich und b) a.-p.
Tomogramm. Luftemphysem prävertebral (a) und paralaryngeal links (b). (Selbstmordversuch durch Erhängen mit Dislokation im Arykrikoidgelenk)

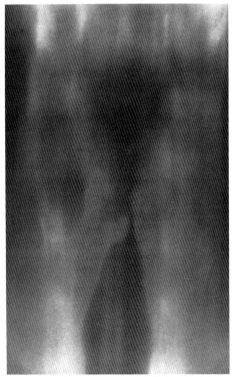

Abb. 100   (22 ♂) a.-p. Tomogramm. Kehlkopfkontusion
(Aufprall gegen Stuhllehne). Ausgeprägte Schwellung der
linken Kehlkopfhälfte. Sinus Morgagni verstrichen.
(Dyspnoe)

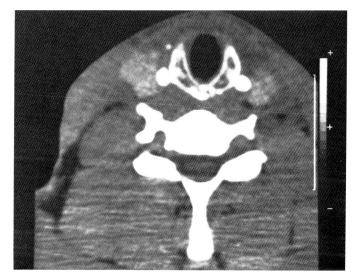

Abb. 101   (31 ♂) axiales CT mit
16 mm Schichtabstand. Fraktur
des Ringknorpels in der Median-
linie

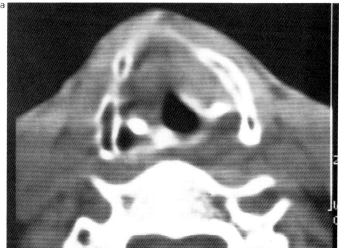

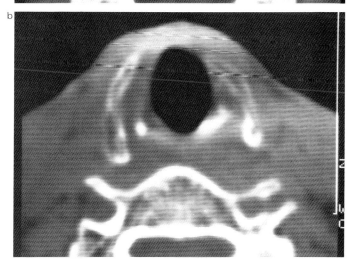

Abb. 102a u. b   (46 ♂) axiales CT
mit Schichtabstand von 4 mm.
Kehlkopffraktur (Würgegriff).
Absprengung des rechten Cornu
superior des Schildknorpels mit
Verlagerung kaudalwärts (ventral
des Aryknorpels). (Klinisch:
Dysphonie und Dyspnoe)

Fremdkörper

Neben den verschluckten Fremdkörpern
(Pharynx, Ösophagus) können insbesondere
aspirierte Fremdkörper (Kehlkopf, Tracheo-
bronchialsystem) zu akuten, lebensbedrohlichen Situationen führen. Eine notfallmäßige
Röntgendiagnostik ist in solchen Situationen
kaum gegeben, da die endoskopische Fremd-
körperentfernung im Vordergrund steht. Indikationen zur röntgenologischen Abklärung erge-
ben sich insbesondere bei kleineren Fremdkörpern, die nicht primär zu lebensbedrohlichen
Zuständen führen.

Kardinalsymptome verschluckter Fremdkörper

- Schluckbeschwerden bis Schluckunfähigkeit
- Druck und/oder Schmerzen (laryngeal,
  retrosternal)
- verstärkte Speichelbildung

Komplikationen verschluckter Fremdkörper

- Perforation

- Parapharyngitis
- Mediastinitis

Kardinalsymptome aspirierter Fremdkörper

- Druckgefühl und/oder Schmerzen im Kehl-
  kopf
- laryngealer oder bronchialer Stridor
- Atemnot
- Heiserkeit bis Aphonie
- Husten- und Würgereiz

Komplikationen aspirierter Fremdkörper

- Erstickungstod
- Atelektase
- eitrige Bronchitis und/oder Bronchopneu-
  monie
- Lungenabszeß bzw. -gangrän

Die Komplikationsmöglichkeiten der traumatischen Fremdkörperverletzungen sind mannig-
faltig; sie werden bei den einzelnen Falldemon-
strationen dargestellt.

Verschluckte Fremdkörper

Röntgenbasisdiagnostik
   Aufnahme der Halsweichteile seitlich
   Aufnahme der Halsweichteile posterior-
   anterior
   Kontrastmittelschluck
   Thoraxaufnahmen posterior-anterior und
   seitlich
Weiterführende Diagnostik
   kaum erforderlich, evtl. Computertomo-
   graphie bei Komplikationen

Röntgenbasisdiagnostik (Tab. 5)

Aufnahme der Halsweichteile seitlich
(Abb. 103, 105, 107a u. 108a)

Sie ist die wichtigste Aufnahme zum Nachweis
metall- und knochendichter Fremdkörper des

oberen Ösophagus und Pharynx. Steckengeblie-
bene Knochenteile werden als umschriebene,
meist längs ausgerichtete prävertebrale Verdichtungen klar dargestellt. Oberhalb der Fremdkörper kommt es oft zu gut sichtbaren tropfen-
förmigen Aufhellungen durch Luftansammlung
im Ösophagus. Bei Perforation lassen sich Lufteinschlüsse paraösophageal und parapharyngeal
nachweisen. Abszesse werden an prävertebralen
Weichteilverdickungen mit Verlagerung von
Ösophagus, Trachea und Pharynx ventralwärts
diagnostizierbar, gasbildende Bakterien können
zu zusätzlichen Lufteinschlüssen führen.

Aufnahme der Halsweichteile posterior-anterior
(Abb. 107b, 108b)

Sie ist nur selten erforderlich und dient in Ergänzung zur seitlichen Aufnahme zur genauen

Tabelle 5 Nachweisbarkeit von verschluckten Fremdkörpern und Komplikationen in Übersichtsaufnahmen und Ösophagus-Kontrastmitteldarstellungen

Ort	Art	Übersichtsaufnahmen Hals	Thorax	Ösophagus-Kontrastmittel-schluck
Pharynx	metalldicht	+	(+)	+
und oberer	knochendicht	+	φ	+
Ösophagus	Fischgräte	(+)	φ	(+)
	weichteildicht	φ	φ	+
	Perforation	(+)	(+)	+
	Fistel	φ	φ	+
	metalldicht	−	+	+
mittlerer	knochendicht	−	(+)	+
und unterer	weichteildicht	−	φ	+
Ösophagus	Perforation	−	(+)	+
	Fistel	−	φ	+
	Mediastinitis	−	+	(+)
Folgeerkrankungen				
Ösophagusstenose		−	−	+
Pharynxstenose		φ	−	+
Schluckstörung		φ	−	+
Mediastinalabszeß		−	+	φ

+ = regelmäßig nachweisbar, (+) = fraglich nachweisbar,
φ = nicht nachweisbar, − = nicht dargestellt

Formbestimmung steckengebliebener metalldichter Fremdkörper, wie z. B. Münzen, Gebisse etc., und zur Seitenlokalisation bei asymmetrischen Perforationen mit vornehmlich einseitig lokalisiertem Lufteinschluß parapharyngeal und paraösophageal.

Kontrastmittelschluck (Abb. 104 u. 109)

Er ist die Nachweismethode der Wahl für obturierende Ösophagusfremdkörper in allen Ösophagusetagen. Metalldichte Fremdkörper heben sich als zusätzliche Verdichtung gegenüber dem Kontrastmittel ab; knochen- und weichteildichte Fremdkörper lassen sich hingegen als Füllungsaussparung darstellen. Bei Perforation kommt es zum Kontrastmittelaustritt in die Umgebung, weswegen bei Verdacht auf eine Wandläsion nur wasserlösliches Kontrastmittel gegeben werden darf. Bei Ösophagustrachealfistel werden Trachea und Bronchialbaum direkt vom Ösophagus unter Hustenreiz mit Kontrastmittel gefüllt.

Der Kontrastmittelschluck, evtl. unter Einbeziehung der Bandspeicheraufzeichnung und der Kinematographie, eignet sich sehr gut zum Nachweis von Verletzungsfolgen im Pharynx und im Ösophagus wie Verziehungen, Stenosen, Schluckstörungen und Ösophagotrachealfisteln.

Bei Schluckstörungen können zusätzlich verabreichte Kontrastmittelkapseln, deren Gelatineüberzug sich nach wenigen Minuten auflöst, Aufschluß über Lokalisation und Ausmaß der verzögerten Passage geben (Abb. 109).

Thoraxaufnahmen posterior-anterior und seitlich (Abb. 106a)

Metalldichte Fremdkörper im mittleren und unteren Ösophagusdrittel lassen sich genau lokalisieren. Manchmal können knochendichte Fremdkörper auf der seitlichen Thoraxaufnahme als umschriebene Verdichtungen abgegrenzt werden, während sie sich auf der p.-a. Aufnahme wegen der Überlagerung durch Wirbelsäule und Mediastinum nicht abheben. Weichteildichte Fremdkörper können nicht abgebildet werden. Mit den Thoraxaufnahmen können ferner Komplikationen (Mediastinalemphysem und -verbreiterung, Pleuraempyem, Pneumonien und Lungenabszesse) erkannt werden.

Fremdkörperaspiration in Larynx und oberer Trachea

Röntgenbasisdiagnostik
  Aufnahme der Halsweichteile seitlich
  Aufnahme der Halsweichteile posterior-anterior
Weiterführende Diagnostik
  Durchleuchtung ohne/mit Kontrastmittel-schluck
  Trachealserie mit Preß- und Saugversuch
  Tomographie anterior-posterior und seitlich
  Computertomographie (bei Komplikationen)

Röntgenbasisdiagnostik (Tab. 6)

Aufnahme der Halsweichteile seitlich

Metalldichte Fremdkörper sind immer gut erkennbar, knochendichte häufig nicht, weichteildichte nur, wenn sie sehr groß sind.

Aufnahme der Halsweichteile posterior-anterior

Wegen ungünstiger Überlagerung durch die Wirbelsäule heben sich metalldichte Fremdkörper weniger gut ab als auf der seitlichen Aufnahme. Knochen- und weichteildichte Fremdkörper sind nicht diagnostizierbar.

Weiterführende Diagnostik (Tab. 6)

Durchleuchtung ohne/mit Kontrastmittel-schluck

Durch enge Einblendung und Drehung des Patienten können kleine, versteckt liegende, metalldichte und knochendichte Fremdkörper oft besser erkannt werden als auf der Übersichtsaufnahme. Der Kontrastmittelschluck dient zum Nachweis der (seltenen) Perforation bzw. der Ösophagotrachealfistel. Er eignet sich auch sehr gut für die Abklärung von Schluckstörungen mit Aspiration.

Trachealserie mit Preß- und Saugversuch

Sie dient zur Differenzierung zwischen fixierter Trachealstenose und Lumenschwankung (Tracheomalazie) nach Trachealverletzungen (Folgezustand).

Tabelle 6   Nachweisbarkeit von aspirierten Fremdkörpern und Komplikationen in Übersichtsaufnahmen, Tomographie und Ösophagus-Kontrastmittelschluck

Ort	Art	Übersichtsaufnahmen		Tomogramm		Ösophagus-breischluck
		Hals	Thorax	a.-p.	seitlich	
Larynx	metalldicht	+	+	+	+	∅
und obere Trachea	knochendicht	(+)	∅	+	+	∅
	weichteildicht	∅	∅	(+)	(+)	∅
	Perforation	(+)	(+)	+	+	∅
	Ösophagotrachealfistel	∅	∅	∅	∅	+
	metalldicht	--	+	+	+	∅
intrathorakale	knochendicht	−	(+)	+	(+)	∅
Trachea	weichteildicht	−	∅	+	(+)	∅
und Bronchien	Perforation	(+)	+	+	+	∅
	Atelektase	−	+	+	+	∅
	Emphysem	−	+	+	(+)	∅
	Ventilstenose	−	+	∅	∅	∅
	Mediastinalabszeß	−	+	+	+	∅
	Mediastinitis	−	+	+	+	∅
	chronische Pneumonie	−	+	+	+	∅

+ = regelmäßig nachweisbar, (+) = fraglich nachweisbar, ∅ = nicht nachweisbar, − = nicht dargestellt

Tomographie anterior-posterior und seitlich

Selbst kleinste metalldichte Fremdkörper können gut lokalisiert werden. Knochendichte Fremdkörper werden besser sichtbar als auf den Übersichtsaufnahmen. Weichteildichte Granulationen als Folgezustände können ab 5 mm Durchmesser in der Regel als umschriebene Verschattungen gut abgegrenzt werden. Die a.-p. Tomographie ist für die Diagnostik der Fremdkörper ergiebiger als die seitliche, so daß häufig nur sie durchgeführt wird. Sie eignet sich auch sehr gut zur Darstellung von Folgeerscheinungen, insbesondere von Verziehungen und Stenosen.

Computertomographie

Bei akuter, oft lebensbedrohlicher Symptomatik ist die Computertomographie aufgrund zu langer Untersuchungszeit zur Fremdkörperlokalisation nur in Ausnahmefällen indiziert. Die Diagnostik von Komplikationen verschluckter und aspirierter Fremdkörper ist jedoch eine Domäne der Computertomographie. Sowohl die Primärdiagnostik als auch die Verlaufskontrolle einer Mediastinitis oder einer Lungengangrän sind mit der Computertomographie sehr gut möglich. Abszedierungen lassen sich frühzeitig erkennen und ermöglichen somit eine rechtzeitige Behandlung.

Fremdkörperaspiration in intrathorakaler Trachea und Bronchien

Röntgenbasisdiagnostik
    Thoraxaufnahme p.-a. in
    Inspiration und Exspiration
    Thoraxaufnahme seitlich
    Thoraxdurchleuchtung ohne/mit Kontrast-
    mittelschluck

Weiterführende Diagnostik
    Tomographie anterior-posterior und seitlich
    Computertomographie

Röntgenbasisdiagnostik

Thoraxaufnahmen posterior-anterior in Inspiration und Exspiration (Abb. 110)

Metalldichte Fremdkörper sind gut zu erkennen, knochendichte meist nicht, weichteildichte heben sich nicht ab.

Bei Fremdkörperverschluß eines Hauptbronchus steht die Zwerchfellkuppel der betroffenen Seite in Inspiration deutlich höher als auf der gesunden Seite (keine Belüftung!). Die normale Atemverschieblichkeit der Zwerchfellkuppel ist deutlich eingeschränkt; später stellt sich die betroffene Seite infolge einer Atelektase verschattet dar. Bei subtotaler Verlegung des Hauptbronchus oder der größeren Bronchialeinheiten mit „Ventilmechanismus" wird die betroffene Lunge überbläht („helle Lunge"); das Zwerchfell steht dann auf der betroffenen Seite in Exspiration tiefer als auf der gesunden.

Als Folge nicht erkannter Fremdkörperaspiration lassen sich auf den Thoraxaufnahmen Ver-

schattungen durch Atelektasen und Retentionspneumonien, bei Abszessen mit Bronchialanschluß auch Spiegelbildungen mit Aufhellungen darstellen.

Thoraxaufnahme seitlich

Metall- und knochendichte Fremdkörper in der Trachea können wegen der fehlenden Überlagerung durch die Wirbelsäule oft besser diagnostiziert werden als auf der p.-a. Thoraxaufnahme.

Thoraxdurchleuchtung ohne/mit Kontrastmittelschluck

Sie dient zum Nachweis des „Mediastinalwanderns" bei Ventilstenosen infolge Teilverlegung eines Hauptbronchus und der großen Lappenbronchien und bei Totalverlegung eines Hauptbronchus. Die eingeschränkte Verschieblichkeit der Zwerchfellkuppel auf der betroffenen Seite kann mit der Durchleuchtung sehr gut beurteilt werden.

Weiterführende Diagnostik (Tab. 6)

Tomographie anterior-posterior und seitlich

Metalldichte Fremdkörper sind sehr gut lokalisierbar; knochendichte heben sich meist als umschriebene Verschattung ab, und auch weichteildichte Fremdkörper werden in Trachea, Haupt- und Lappenbronchien in Form von Verlegungen des Lumens direkt diagnostizierbar. Bei Verdacht auf Aspiration und negativen Übersichtsaufnahmen besteht deshalb die Indikation

zur Tomographie. Die häufig im Kleinkindes-
alter aspirierten Erdnußkerne und kleinen höl-
zernen Spielzeugteile werden tomographisch
infolge umschriebener Verlegungen des Hauptbronchus erkennbar.

Die Tomographie eignet sich auch sehr gut zum
Nachweis von Folgeschäden wie Tracheal- und
Bronchialstenosen, Retentionalelektasen, Pneu-
monien und Lungenabszessen.

Computertomographie

Ähnlich wie bei Fremdkörperaspirationen im
Bereich der oberen Trachea erweist sich auch
für die Aspiration im Bronchusbereich die Computertomographie als Methode der Wahl zum
Ausschluß von Komplikationen wie Abszedierungen und Atelektasen.

Abb. 103   (3 ♀) Halsweichteile seitlich. Fremdkörper ▶
(Fischgräte) im Zungengrund-Vallekula-Bereich oberhalb des Zungenbeins (Pfeil)

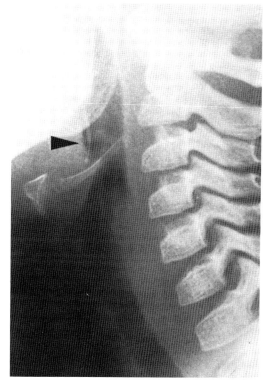

Abb. 104a u. b   (48 ♀) Breischluck a) seitlich und
b) p.-a. Fremdkörper (Metallspan einer Konserven-
dose) im oberen Ösophagus

a

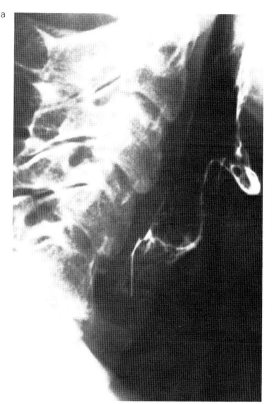

b

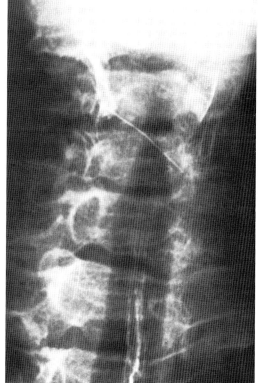

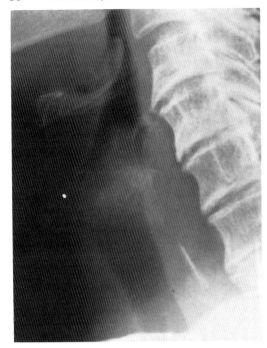

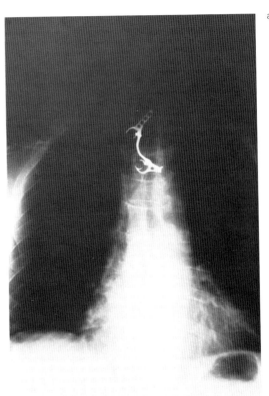

a

Abb. 105   (75 ♀) Halsweichteile seitlich. Fremdkörper (Entenknochen) 1,5 cm lang im oberen Ösophagus. (Nebenbefund: Osteochondrose der HWS)

Abb. 106a u. b   (58 ♀) a) Thorax p.-a. und b) Fremdkörper. Zahnprothese im oberen Ösophagus

b

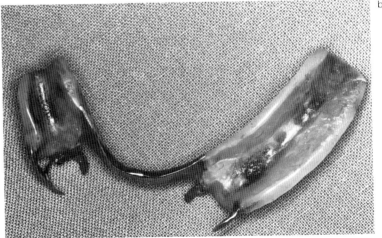

a

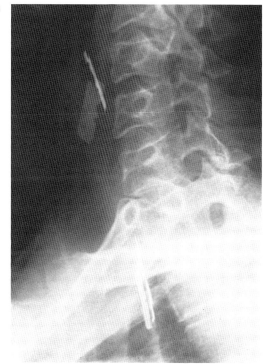

b

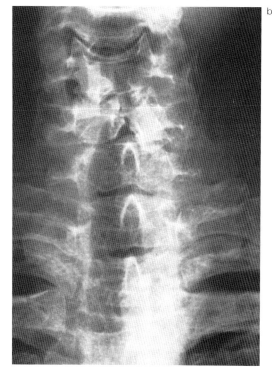

c

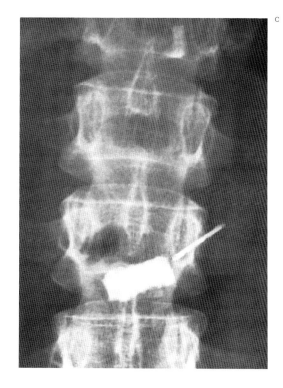

Abb. 107a–c (35 ♂) Halsweichteile a) seitlich und
b) p.-a., c) Abdomenleeraufnahme. Mehrere Fremdkörper (Teile von Rasierklingen) im oberen Ösophagus (Suizidversuch). Weitere Teile von insgesamt
drei Rasierklingen im Magen (c), jeweils mit Lösch-
papier eingewickelt, so daß keine ernsthaften Verletzungen entstanden. Entfernung über Ösophagoskopie
und Gastrotomie

a

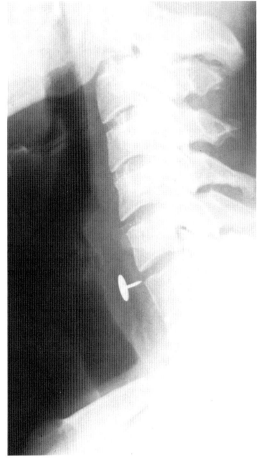

b

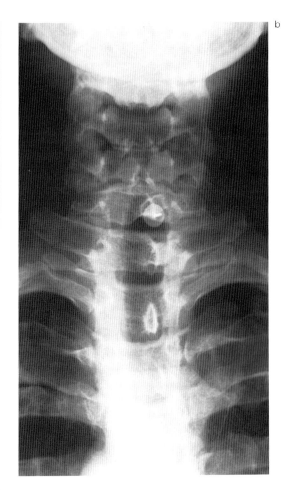

Abb. 108a u. b   (28 ♀) Halsweichteile a) seitlich und b) p.-a.
Reißnagel im oberen Ösophagus in Höhe C6 steckengeblieben

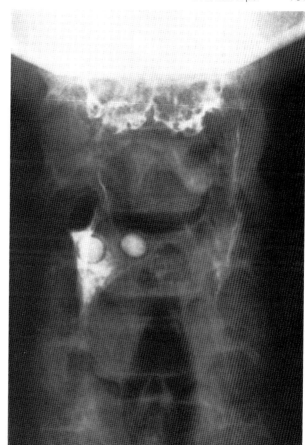

Abb. 109   (18 ♂) Breischluck mit zwei
Kontrastmittelkugeln. Dysphagie durch
Narbenstenose des Recessus piriformis
rechts nach Schnittverletzung vor 9 Monaten. Retention von zwei Bariumkugeln über
mehrere Minuten

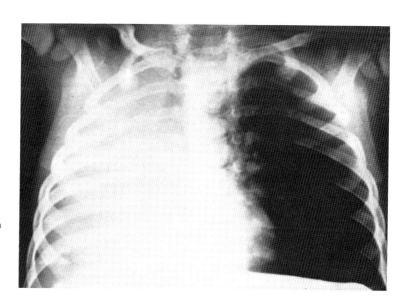

Abb. 110   (1 ♂) Fremd-
körperaspiration im rechten
Hauptbronchus (Erdnuß).
Totalatelektase rechts mit
Verlagerung der Trachea
und des Mediastinums nach
rechts

Röntgen-Standardeinstellungen

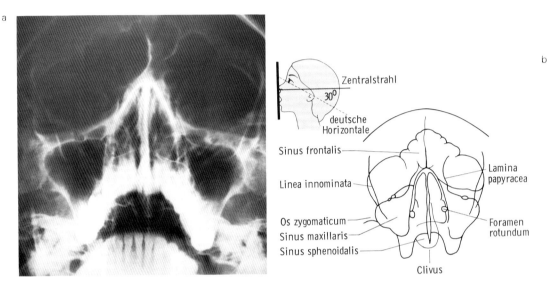

Abb. 111a u. b   Nasennebenhöhlen, okzipitomental, Standardeinstellung

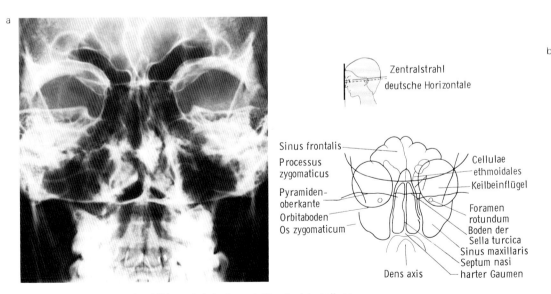

Abb. 112a u. b   Nasennebenhöhlen, okzipitofrontal, Standardeinstellung

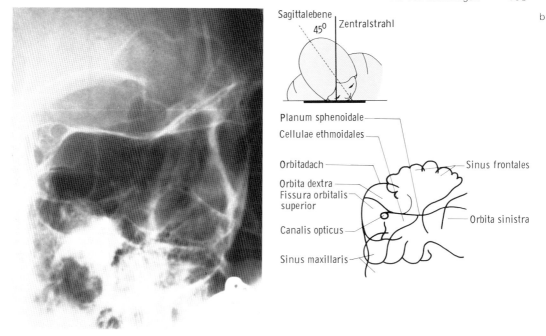

Abb. 113a u. b   Aufnahme nach Rhese, rechts, Standardeinstellung

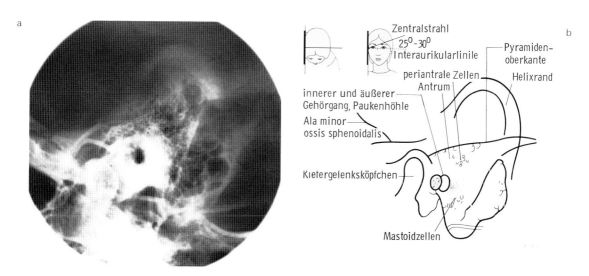

Abb. 114a u. b   Aufnahme nach *Schüller,* Standardeinstellung

a

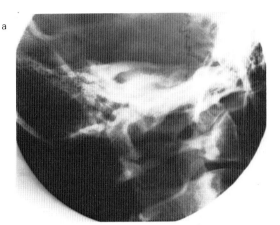

b

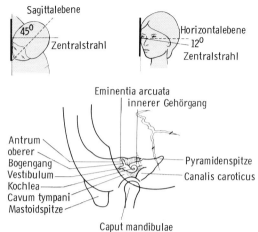

Abb. 115a u. b   Aufnahme nach *Stenvers*, rechts,
Standardeinstellung

Literatur

Becker, H., H. Grau, H. Hacker, K.W. Ploder: The base of the Skull: A comparison of computed and conventional tomography. J. Comp. Ass. Tomogr. 2 (1978) 113–118

Biedermann, F., E. Winiker-Blank: Indikation zur Tomographie bei Mittelgesichtsfrakturen und frontobasalen Frakturen. Radiol. diagn. 16 (1975) 609–617

Boenninghaus, H.-G.: Die Behandlung der Schädelbasisbrüche. Thieme, Stuttgart 1960

Boenninghaus, H.-G.: Rhinochirurgische Aufgaben bei der Chirurgie des an die Schädelbasis angrenzenden Gesichtsschädels. Arch. Oto-Rhinol. Laryng. 207 (1974) 1–228

Canigiani, G.: Das Panorama-Aufnahmeverfahren. Thieme, Stuttgart 1976

Claussen, C., F. Lohkamp, H. Spenneberg, E. Glück: Computertomographie bei frontobasalen Schädel-Hirn-Verletzungen. Laryng. Rhinol. 57 (1978) 698–703

Emery, J.M., G.K. Noorden: Traumatic "pseudoprolapse" or orbital tissue into the maxillary antrum: a diagnostic pitfall. Trans. Amer. Acad. Ophthal. Otolaryng. 79 (1979) 893–896

Erhard, L.: Wert des Übersichtsbildes und der Tomographie mit hypozykloidaler Verwischung bei der Diagnostik von traumatischen Verletzungen des Hals-Nasen-Ohrenbereiches. Diss. München 1984

Federle, M.P., M. Branz-Zawadzki: Computed Tomography in the Evaluation of the Trauma. Williams & Williams, Baltimore 1982 (Chapter 3)

Freitag, V.: Röntgendiagnostik der Gesichtsschädelverletzungen. Röntgen-Bl. 28 (1975) 213–219

Frey, K.W.: Die Tomographie in der Unfalldiagnostik des Mittelohres. Fortschr. Röntgenstr. 103 (1965) 449–463

Frey, K.W.: Die Tomographie bei Luxationen und Frakturen der Gehörknöchelchen. Laryng. Rhinol. Otol. 46 (1967) 765–775

Frey, K.W., H.M. Theopold: Röntgen-Schichtaufnahmen bei Schläfenbeinfrakturen und Verletzungen der Gehörknöchelchen. Laryng. Rhinol. Otol. 60 (1981) 451–470

Friedmann, G., E. Bücheler, P. Thurn: Ganzkörpercomputertomographie. Thieme, Stuttgart 1981

Goldsher, M., D. Goldsher, O. Adler: Ultrafine collimation C.T. of the larynx. IX. Congress international de Radiologie en O.R.L. (Fontevraud) 1982

Griffin, J.F., J. Momose, S.H. Wray: Optical canal fractures after rhinologic surgery. Amer. J. Ophthal. 87 (1979) 526–529

Hammerschlag, S.B., S. Hughes, G.V. O'Reilly: Blow out fractures of the orbit, a comparison of CT and conventional radiography with anatomical correlation. Radiology 143 (1982) 487–492

Hanafee, W.N., A. Mancuso: Introduction Workbook for CT of the Head and Neck. Williams & Williams, Baltimore 1984

Heider, F.J.: Die Darstellbarkeit des Canalis facialis bei Schichtaufnahmen in polyzyklischer Verwischung und Nachweisbarkeit von Knochendefekten am Canalis facialis und seiner Umgebung. Diss., München 1974

Heimgartner, C.B., M. Heimgartner, A. Ionntis: Results and treatment of midfacial fractures. Indications for exploration and drainage of the maxillary sinuses. J. Maxillofac. Surg. 6 (1979) 293–301

Heller, M., H.H. Jend: Computertomographie in der Traumatologie. Thieme, Stuttgart 1984

Hilal, S.K., S.C. Trokel: Computerized tomography of the orbit, using thin sections. Sem. Roentgen. 12 (1977) 137–147

Hybels, R.L., T.A. Weibert: Evaluations of frontal sinus fractures. Arch. Otolaryng. 105 (1979) 275–276

Imhoff, H., G. Canigiani, P. Hajek, W. Kumpan, H. Schratter, E. Brunner, R. Türk: CT in der Mittelohrdiagnostik – ein Vergleich mit konventionellen Methoden. Radiologe 24 (1984) 502–507

Jacoby, C.G., K.D. Dolan: Fragment analysis in mediofacial injuries: the triped fracture. J. Trauma 20 (1980) 292–296

Kleinfeldt, D., U. Rother: Gegenüberstellung röntgendiagnostischer und klinisch-operativer Befunde bei rhino- und otobasalen Frakturen. Dtsch. Gesundh.-Wes. 32 (1977) 938–940

Kley, W.: Frakturen und Luxationen der Gehörknöchelchenkette bei Schläfenbeinfrakturen. Laryng. Rhinol. Otol. 45 (1966) 292–313

König, H., B. Kurz: Erkrankungen im Bereich des Felsenbeins: Aussagekraft der hochauflösenden Computertomographie. Röntgenpraxis 38 (1985) 121–127

Kotscher, E.: Die Röntgendiagnostik der Schädeltraumen. In O. Olsson, F. Strnad, H. Vieten, A. Zuppinger: Handbuch der med. Radiologie, Bd. VII/2.. Springer, Berlin 1963

Kotscher, E., E. Scherzer, L. Wicke: Korrelation von Klinik und Röntgenbild bei frischen frontalen und frontobasalen Frakturen. Unfallheilkunde 80 (1977) 117–119

Litwan, M., Ch. Fliegel: Zur Röntgendiagnostik von Unterkieferfrakturen. Radiologe 26 (1986a) 416–420

Litwan, M., Ch. Fliegel: Zur Röntgendiagnostik von Mittelgesichtsfrakturen. Radiologe 26 (1986b) 421–426

Lloyd, G.A.S., G. Boulay, P. Phelps et al.: The demonstration of the auditory ossicles by high resolution CT. Neuroradiology 18 (1979) 243–248

Mancuso, A., W.N. Hanafee: Computed tomography of the injured larynx. Radiology 133 (1979a) 139–144

Mancuso, A., W.N. Hanafee: A comparative evaluation of computed tomography and laryngography. Radiology 133 (1979b) 131–139

Mancuso, A., T.C. Calcatena, W.N. Hanafee: Computed tomography of the larynx. Radiol. clin. N. Amer. 2 (1978) 195–208

Mayer, E.G.: Diagnose und Differentialdiagnose in der Schädelröntgenologie. Springer, Wien 1959

Mees, K., Th. Hübsch: Computer- oder konventionelle Tomographie. Vergleichende Untersuchungen bei Gesichtsschädelfrakturen. Laryng. Rhinol. Otol. 64 (1985) 335–337

Mödder, U.: Orbita. In Schinz: Radiologische Diagnostik. Bd. V/1, hrsg. von W. Diehlmann, H.St. Stender. Thieme, Stuttgart 1986 (S. 189–232)

Mödder, U., G. Friedmann, A. Gode: Computertomographie der Orbita. Röntgen-Bl. 32 (1979) 457–463

Mödder, U., G. Friedmann, A. Gode, G. Rose: Computertomographie des Gesichtsschädels und des parapharyngealen Raums. Fortschr. Röntgenstr. 131 (1979) 249–255

Mündnich, K., K.W. Frey: Das Röntgenschichtbild des Ohres. Thieme, Stuttgart 1959

Müller, A.H., P. Edel: Röntgenologische Aspekte der Felsenbeinfrakturen mit Facialisparese. ORL (Basel) 38 Suppl. 1 (1976) 36–41

Nobis, H.R.: Experimentelle Nachweise von Frakturen und Luxationen der Gehörknöchelchen durch Schichtaufnahmen mit hypozykloidaler Verwischung. Diss., München 1975

Osborn, A.G., J.H. Daines, S.D. Wirg: Intracranial air on CT. J. Neurosurg. 48 (1978) 355–359

Potter, F.: Fractures of the temporal bone. In J. Jensen, H. Rovsing: Fundamentals of Ear Tomography. THOMAS, Springfield, Illinois USA 1971 (S. 106)

Reisner, K.: Schläfenbein. In Schinz: Radiologische Diagnostik Bd. V/1, hrsg. von W. Diehlmann, H.St. Stender. Thieme, Stuttgart 1986 (S. 144–197)

Reisner, K., J. Gosepath: Schädeltomographie. Thieme, Stuttgart 1973

Rettinger, G., W. Kalender: Computertomographie bei Erkrankungen des HNO-Bereiches. HNO 29 (1981) 364

Schadel, A., A. Wadynski: Einsatz und Problematik der hochauflösenden Computertomographie des Felsenbeins. Hals-, Nas.- u. Ohrenarzt 33 (1985) 171–175

Schendel, S., Ch. Strohm: Häufigkeit und röntgenologische Darstellbarkeit der Frakturen der Rhinobasis mit deren Bedeutung für die posttraumatische Meningitis. Röntgen-Berichte 10 (1981) 167–178

Schindler, E.: Der Wert der Computertomographie in der Hals-Nasen-Ohrenheilkunde. Laryng. Rhinol. Otol. 61 (1982) 361

Schuster, R., R.E. Schäfer, H. Wenker, U. Mathes: Tomographie bei frontobasalen Schädelverletzungen. Röntgen-Bl. 28 (1975) 220–226

Shaffer, K.A., V.M. Haughton, C.R. Wilson: High resolution computed tomography of the temporal bone. Radiology 134 (1980) 409–414

Sonnabend, E., W. Hielscher: Zähne und Kiefer. In Schinz. Radiologische Diagnostik, Bd. V/1, hrsg. von W. Diehlmann, H.St. Stender. Thieme, Stuttgart 1986 (S. 277–340)

Terrahe, K.: Die Röntgendiagnostik der Frakturen des Schläfenbeins und der Luxationen der Gehörknöchelchen. Laryng. Rhinol. Otol. 45 (1966) 313–319

Todnor, R., P.F. New: Computed tomography of the orbit with special emphasis on coronal sections. J. Comp. Ass. Tomogr. 2 (1978) 35–44

Valavanis, A., O. Schubiger, G. Stuckmann, F. Antonucci: CT-Diagnostik traumatischer Läsionen des Felsenbeines. Radiologe 26 (1986) 85–90

Valvassori, G.E., G.D. Potter, W.N. Hanafee, B.L. Carter, R.A. Buckingham: Radiology of the Ear, Nose and Throat. Thieme, Stuttgart 1982

Whited, R.E.: Anterior table frontal sinus fractures. Laryngoscope 89 (1979) 1951–1955

Zanella, F.E., U. Mödder, B. Kirchhof: Computertomographie der Orbita. Fortschr. Röntgenstr. 142 (1985) 670–674

Sachverzeichnis